東洋医学式

体内時刻を制すれば 痛みが消える！ 不調がなくなる！

康鍼治療院院長　鈴木康玄

産業編集センター

はじめに

時間と身体

身体の不調を改善、軽減させるために色々な方法を試してきた、という人も多くいらっしゃるはずです。それでもどうも捗々しくない、ピンとこない、という人は、ぜひ「時間」に注目してみてください。

東洋医学では古くから、身体の調子を整えるために「時間」を取り入れてきました。体調の良し悪しは、身体をめぐる経絡《けいらく》（気血の流れ）のコンディションにより左右されます。気血の流れには盛んな時刻・時間帯というのがあって、その時刻に効果的な働きかけをすることで、流れがスムーズになり、不調が改善・軽減されることがわかっています。

時間帯を意識し、経絡に効果的に働きかけて、気になる不調を改善しませんか？

本書では「子午流注《しごるちゅう》」という東洋医学の考え方を用いて時刻を捉え、「顔つぼストレッチ」という方法で経絡への働きかけを行なっていきます。

時刻&顔つぼストレッチは、誰でも簡単に、手軽に試せる方法です。イラストを見ながら気軽に試して、不調の改善・軽減をぜひ感じてみてください。

目次

東洋医学における「時間」

東洋医学は自然のサイクルの中に、人間の生理の営みを見出してきた学問です。自然のサイクルとは一日の時間（朝昼晩）や季節の変化のことで、これらの変化は人の身体へも影響を及ぼしています。その変化にいち早く反応するのは、人の身体をめぐっている経絡（循環する気血の流れ）です。

*経絡：外の環境の変化を身体へ伝え、身体をめぐりながら、内部を環境にあった状態へ整えていく働きをしています。

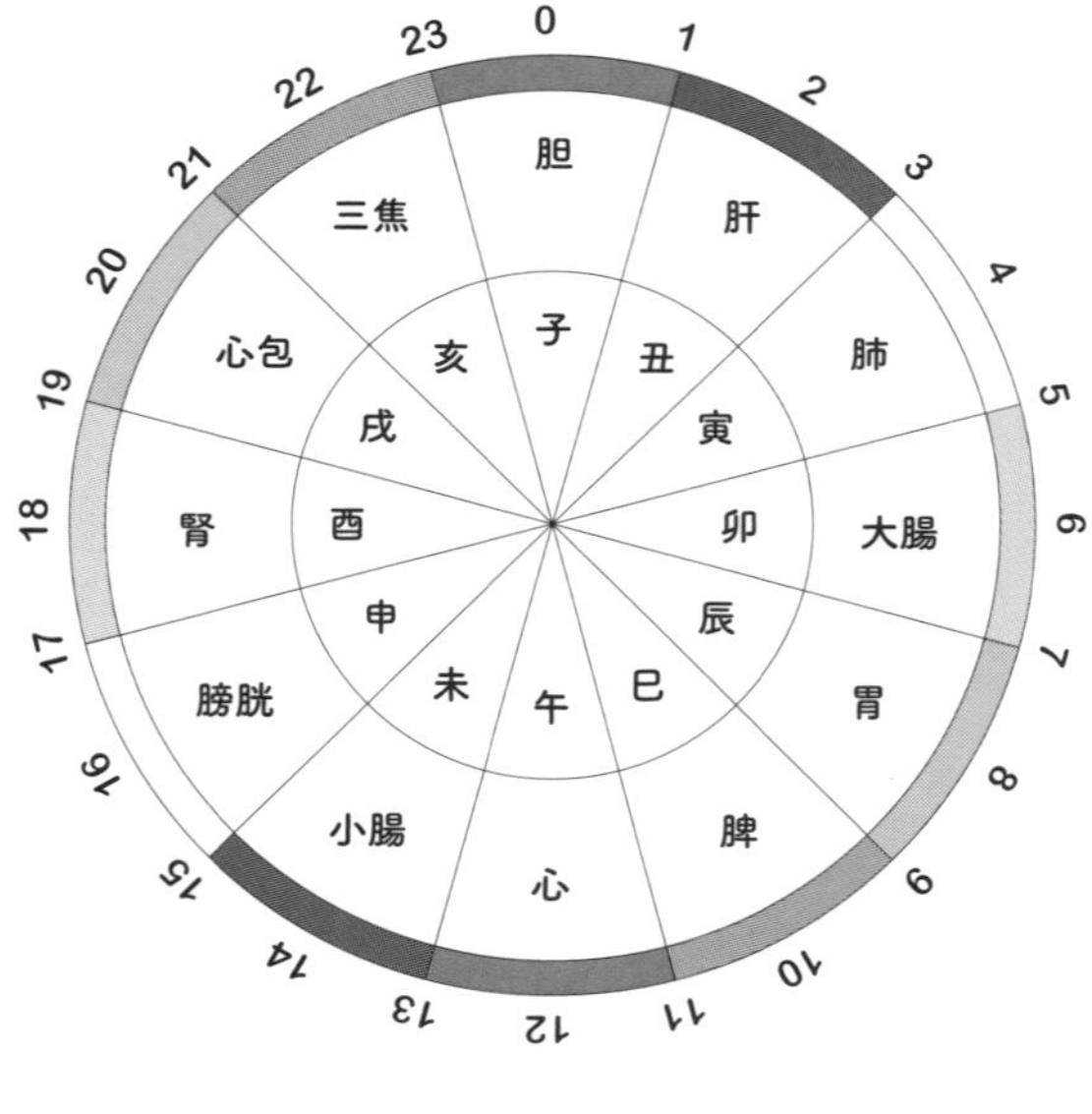

- 十二支を時間（2時間ごとに1区切りした12時間）に当てはめたものです。
- 12の時間にはそれぞれ臓腑と関係した流れ（経絡）があります。
- 子午流注図は、時間・臓腑・経絡がひとめでわかるようになっています。
- 割り当てられた時間に対応する経絡に、気が集中（＝養われる）することをあらわしてます。
- 陰陽の考えに基づき、正対する時間・臓腑・経絡が相互に補い合うものと理解します。

経絡が順調にめぐることは、自然のサイクルと調和するということです。経絡のめぐりが乱れたり滞ったりすると、体調不良となってあらわれてきます。

子午流注の考え方

経絡は特定の時間帯によって活発・旺盛になる（＝経絡時）という性質をもっています。つまり経絡時に、経絡の流れと関係する身体の機能が養われるということです。時間と経絡が相互に関係性をもっていることに着目すると、しかるべき時刻に経絡ケアを行なうならば、より効果的に身体の不調改善をはかることができ、また身体機能

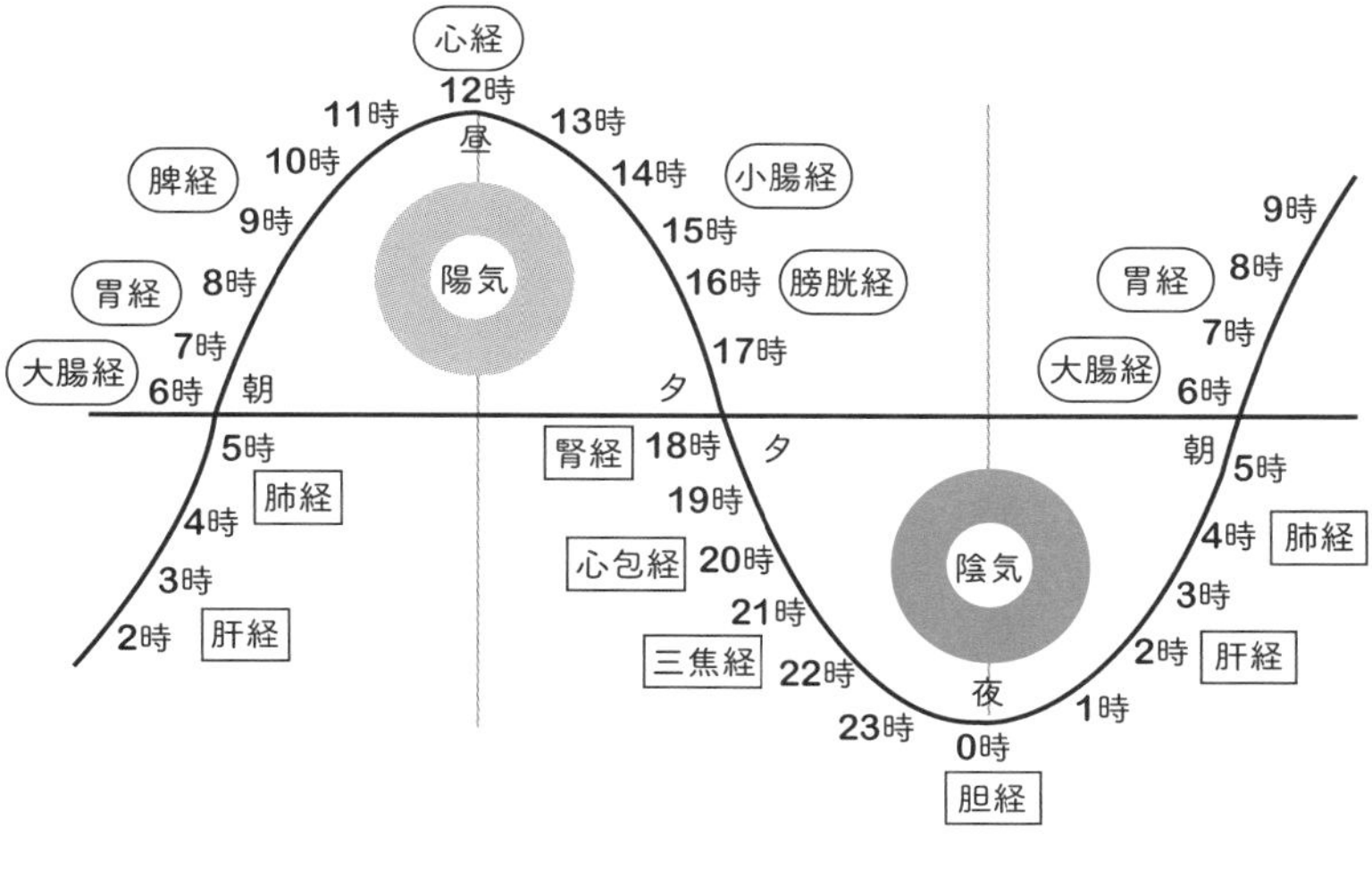

を養えるという可能性が見えてきます。「時間を意識」した「身体・内臓への働きかけ」が「不調の改善、軽減」につながるという考え方は、最近では「時間治療」と呼ばれ注目されていますが、東洋医学では「子《し》午《ご》流《る》注《ちゅう》」を用いて、古くから取り入れられてきています。

「子午」とは時刻のことで、「流注」とは経絡の流れをさします。

時間と身体 ～昼と夜の組み合わせ～

朝～昼・日中

動く時間です。身体を動かし、温まって、汗などで軽く発散する状態が作れると、日中働く経絡の気血がより活発になり充実できると考えます。日中しっかりと動いていれば、夕方や夜に休まる方向へと向かいます。

中心となる五臓：肝・心

対応する経絡：大腸・胃・脾・心・小腸・膀胱の経絡

夕方〜夜

身体を落ち着かせ、夜しっかり寝て睡眠によって心身をリセットさせる時間帯です。しっかり寝るには、目や筋の働きを停止して、陽気の活動を落ち着かせる必要があります。それによって夜は活動による緊張や興奮が落ち着いて、経絡が充実できます。

中心となる五臓：肺・腎

対応する経絡：腎・心包・三焦・胆・肝・肺の経絡

午前と午後 〜経絡の組み合わせ〜

胆ー心 ➡12時	大腸ー腎 ➡6時
肝ー小腸 ➡2時	胃ー心包 ➡8時
肺ー膀胱 ➡4時	脾ー三焦 ➡10時

※いずれも午前午後ともに。

五臓と六腑 ～臓腑の組み合わせの生理的な働き～

胆ー心

心は拍動によって体温を維持する熱を作り出しています。この熱は基礎体温としての火種です。この火種の熱を使って身体を活動させるのが胆の経絡となります。胆経が活動することで代謝が上がり、日中は体温が上がります。胆経の活動が低下する夜は、体温が下がることで睡眠へと向かうという関係になります。

肝ー小腸

生理学的に肝臓は胃腸で消化し、吸収した栄養素が集まる場所です。胃・小腸・大腸と吸収した栄養は肝臓へ集まり、栄養を蓄えたり、解毒したりしてから心臓へ静脈として戻ります。

胃腸の中では小腸が最も長く、肝臓への血流が多い消化器なので、肝臓の疲れは小腸の働きに影響しやすく、小腸の不具合は肝臓の血流低下に繋がるため、肝と小腸は関係が深いと考えます。

肺―膀胱

生理学的に肺が行なう呼吸には肋骨の動きが関係します。肋骨は胸の前にあるだけでなく、背骨にくっついているため、呼吸は背中も大きく関係します。

肺の働きは呼吸を通して常に外界と接しているため、緊張しやすい性質があります。一般に寒かったり、人間関係などで緊張する時は、背部の首や肩の部分がこわばります。さらにこの背部の緊張は下腹部の膀胱を緊張させるため、トイレが近くなります。緊張がほぐれリラックスすれば呼吸も深まり、膀胱の緊張もほぐれます。そのため、背部を流れる膀胱経の緊張は肺の働きと大きく関係していると考えます。

大腸―腎

生理学的に大腸は腸管の最も下部にあり、便を作る位置は骨盤の中にあります。骨盤の中の生理機能は丹田とも呼ばれ、東洋医学では腎の扱う精の力と関係すると考えます。つまり、大腸の働きは腎の働きと関係が深く、腎の働きが低下（精の力が低下）すると大腸の働きが乱れ下痢になり、大腸の働きが低下すると免疫など腎と関わる様々な機能が低下すると考えられています。

胃ー心包

心包は心臓を包む膜の働きとされ、胸の中心である膻中にその働きがあらわれていると考えられています。心包は活動時の熱を起こし、胸の熱を胃腸や他の働きへと活用していきます。

胸の中心には胃袋へつながる食道が通っており、胸の熱の通りが良ければ胃の働きが活発になると考えます。胸の膻中に熱が滞ると、胃の働きへ降りていかなくなってしまいます。

脾ー三焦

脾は胃腸の働きを調節しながら、栄養の吸収や代謝をコントロールしています。三焦は栄養などの水分の通り道であり、水に熱を加えて上中下に熱を循環させ全体を機能させている働きです。

脾で吸収される栄養は全身を養いますが、これは三焦の働きによって熱と栄養素が運ばれると考えるので、栄養代謝は脾と三焦が組み合わさって正常に機能しています。

食事の時間

食事は活動でも休息でもない「間」の時間です。この「間」は変化・移ろいの「間」であり、季節では土用の時期とされる時間です。一日の中では食事の時間がこれに当てはまります。

朝の食事は睡眠から朝の活動への切り替わりの時間です。

昼の食事は陽が極まり陰への切り替わりを促す時間（陽の活動がオーバーヒートしないようにちょっと落ち着かせる時間）です。

夜の食事は活動から休息・睡眠への切り替わりの時間です。

この切り替わりを促すのが食事と考えましょう。

食事は脾の働きが主体で胃腸を働かせます。経絡では、それぞれ食べる時間帯・食べた後の時間帯に相応する経絡が担当します。

顔をめぐる経絡

顔をめぐる経絡には次の6種があります

・大腸経　・胃経　・小腸経
・膀胱経　・三焦経　・胆経

これらは六腑と呼ばれる陽の経絡です。五臓の陰の経絡は顔にはめぐりません。しかし子午流注の考えでは、六腑の経絡と五臓の経絡は、それぞれ次の組み合わせで補い合う関係にあります。これはつまり、それぞれが代用可能ということを示しています。

・大腸経＝**腎経**　・膀胱経＝**肺経**
・胃経＝**心包経**　・三焦経＝**脾経**
・小腸経＝**肝経**　・胆経＝**心経**

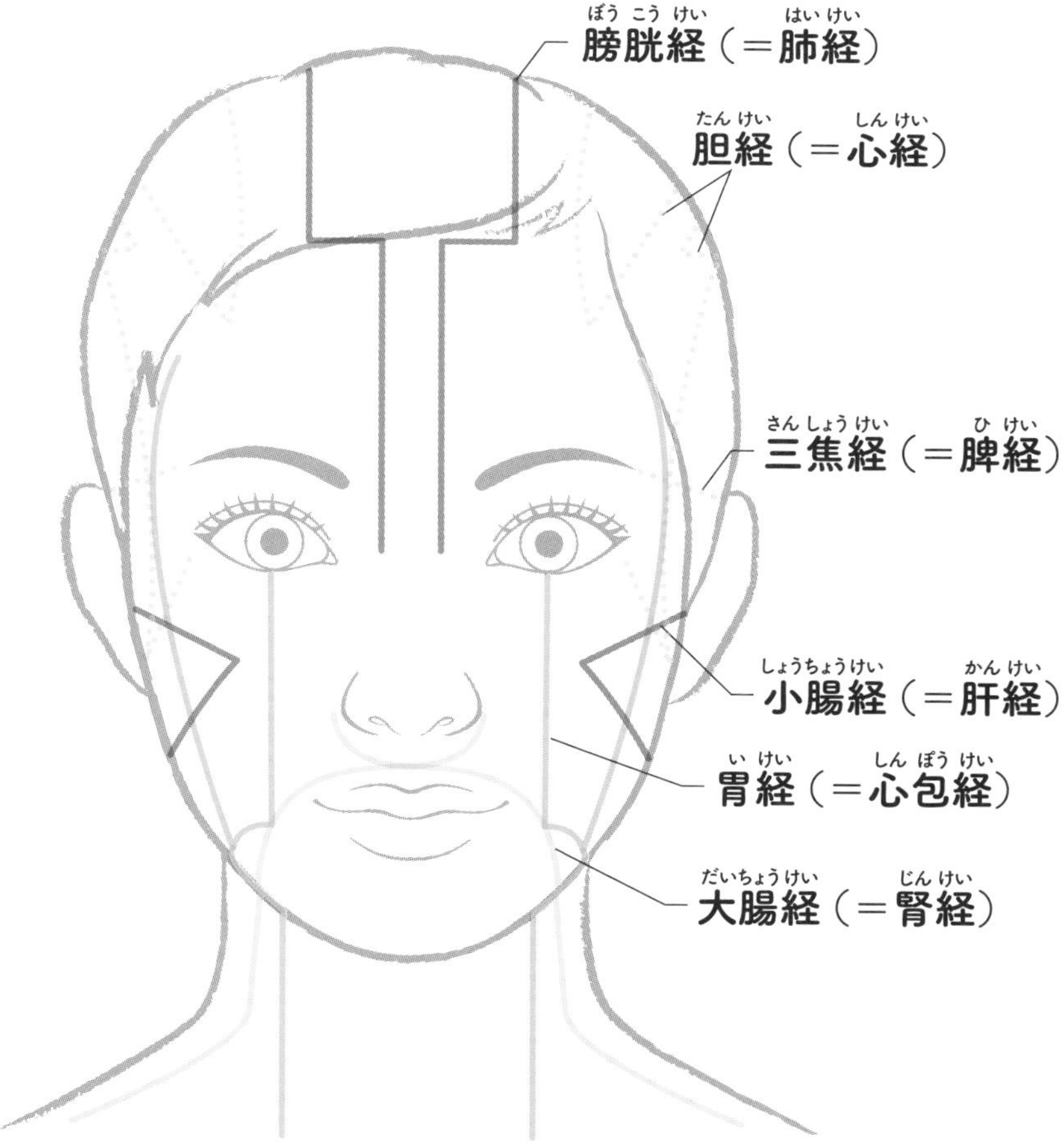
膀胱経《ぼうこうけい》（＝肺経《はいけい》）
胆経《たんけい》（＝心経《しんけい》）
三焦経《さんしょうけい》（＝脾経《ひけい》）
小腸経《しょうちょうけい》（＝肝経《かんけい》）
胃経《いけい》（＝心包経《しんぽうけい》）
大腸経《だいちょうけい》（＝腎経《じんけい》）

経絡と顔

東洋医学では顔を、全身の状態があらわれ、全身の状態を変えられる場所として捉えます。顔へ適切な刺激を加えることは、すなわち、全身に働きかけることと同じ意味となります。

顔への刺激は、顔にあるつぼを使って行なうのが効果的です。つぼは経絡上に位置しますから、つぼへの刺激＝経絡への刺激と言い換えられます。その際、2か所のつぼに同時に働きかけることにより、経絡を直接めぐらせることができます。2か所のつぼへの働きかけを、ここでは「ストレッチ」と呼ぶことにします。

顔つぼストレッチ　3つの方法

つまむ、圧《お》す、引っ張るが基本の動きになりますが、それぞれ、ほんの軽く指先が引っかかる程度の強さでかまいません。1回、15秒程度が目安です。

1 つまんでストレッチ

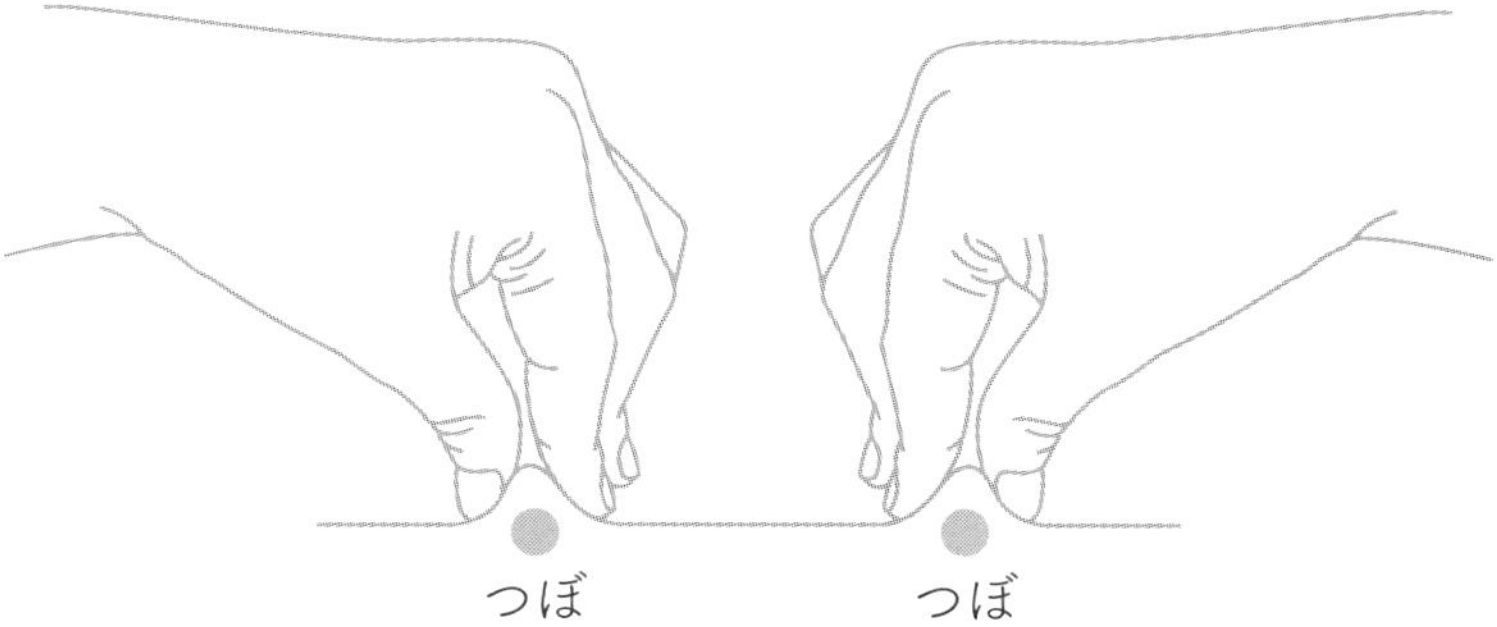

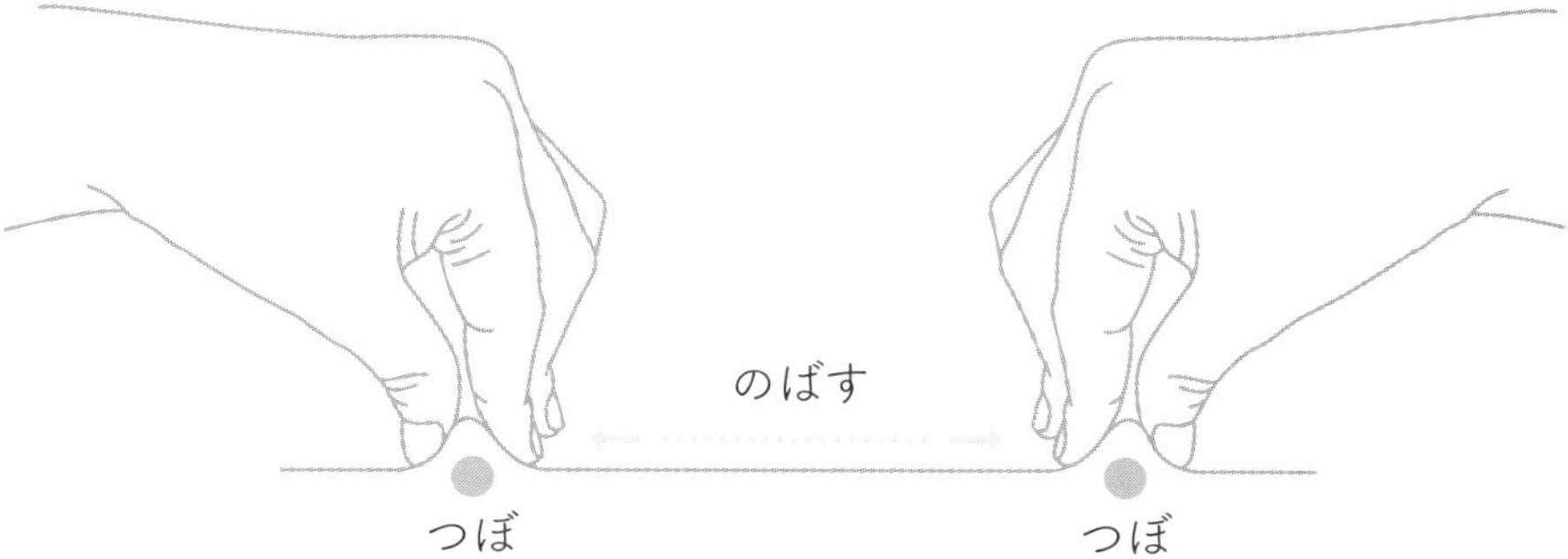

2点のつぼを優しくつまんで、皮膚表面が軽くピンと張ってくるようにのばす。

2 圧《お》してストレッチ

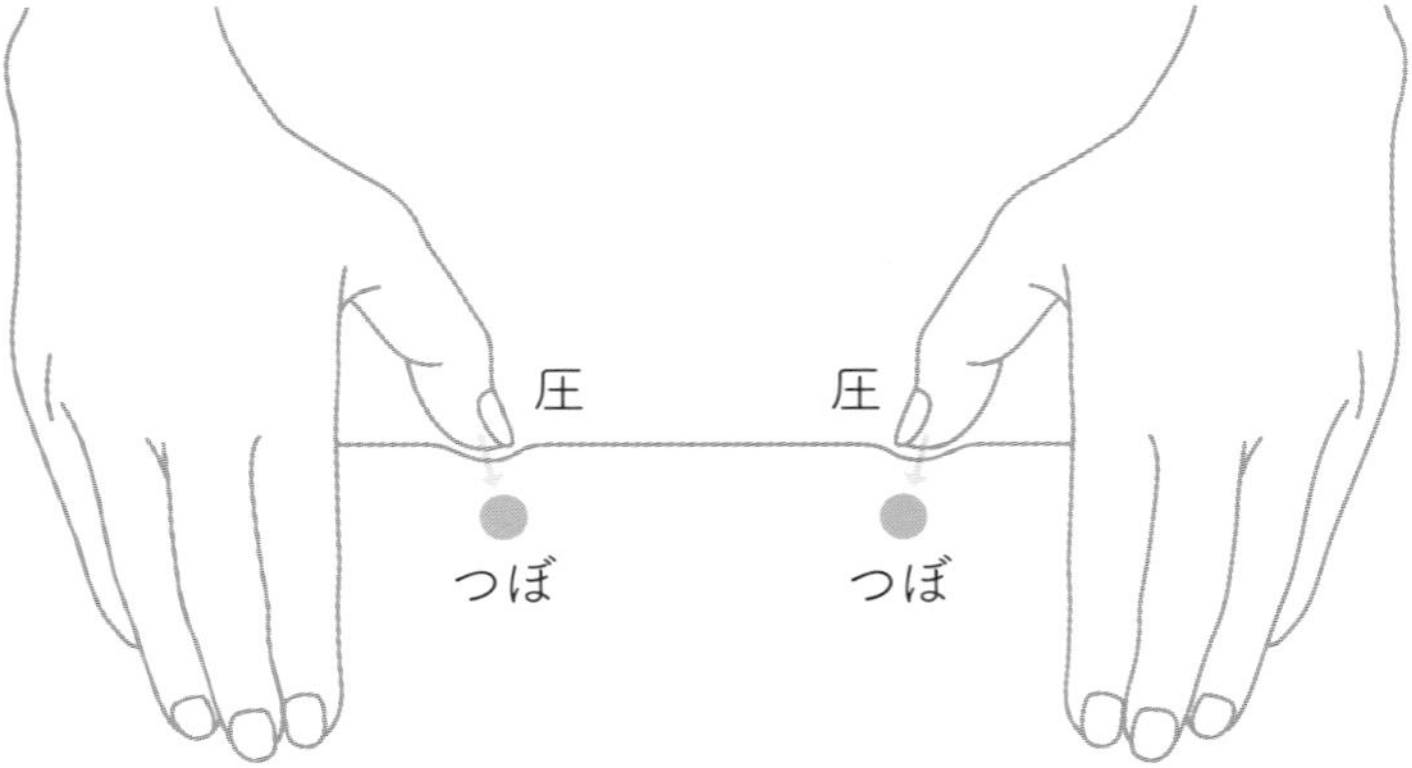

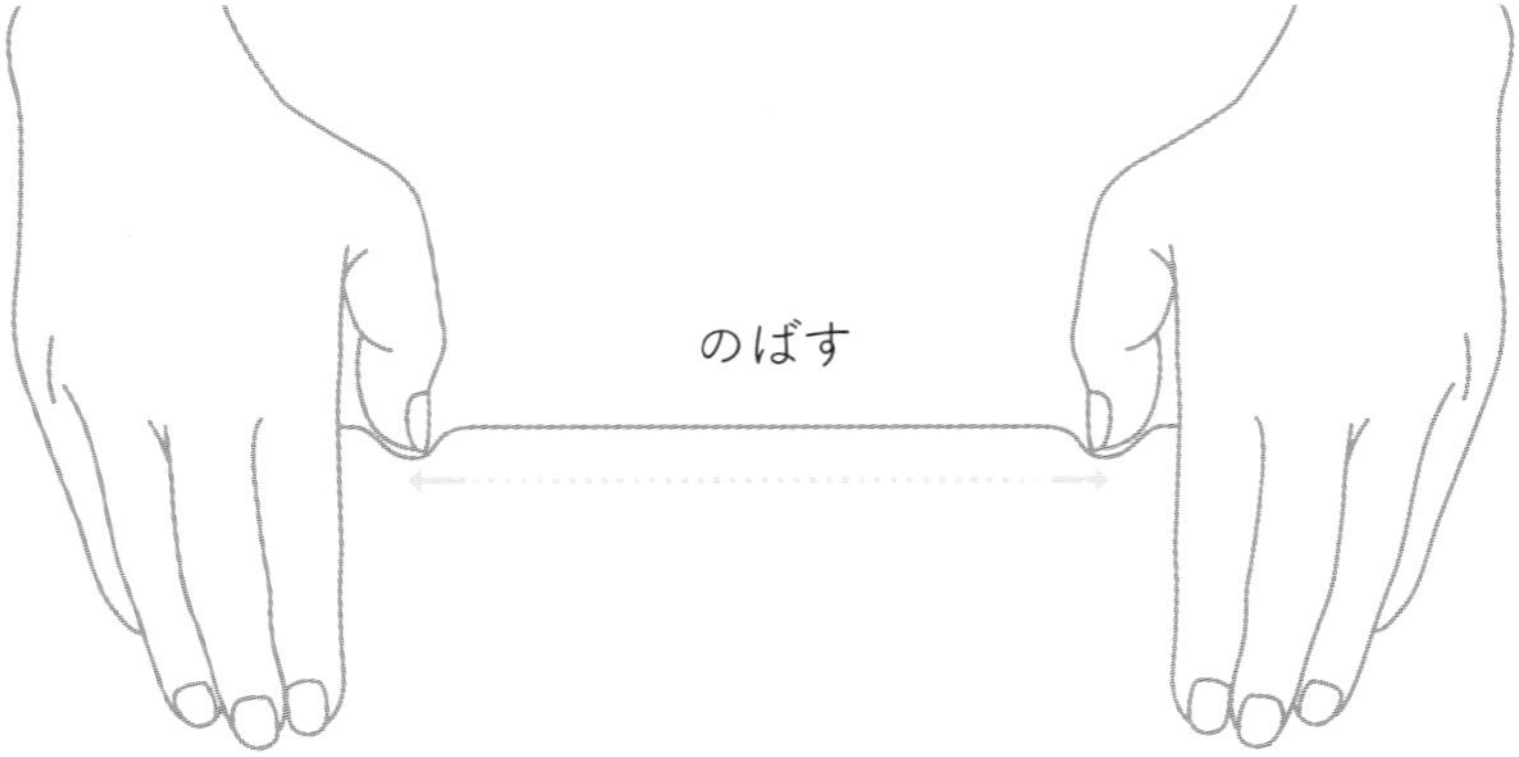

2点のつぼを優しく圧して、皮膚表面が
軽くピンと張ってくるようにのばす。

3 圧《お》してつまんでストレッチ

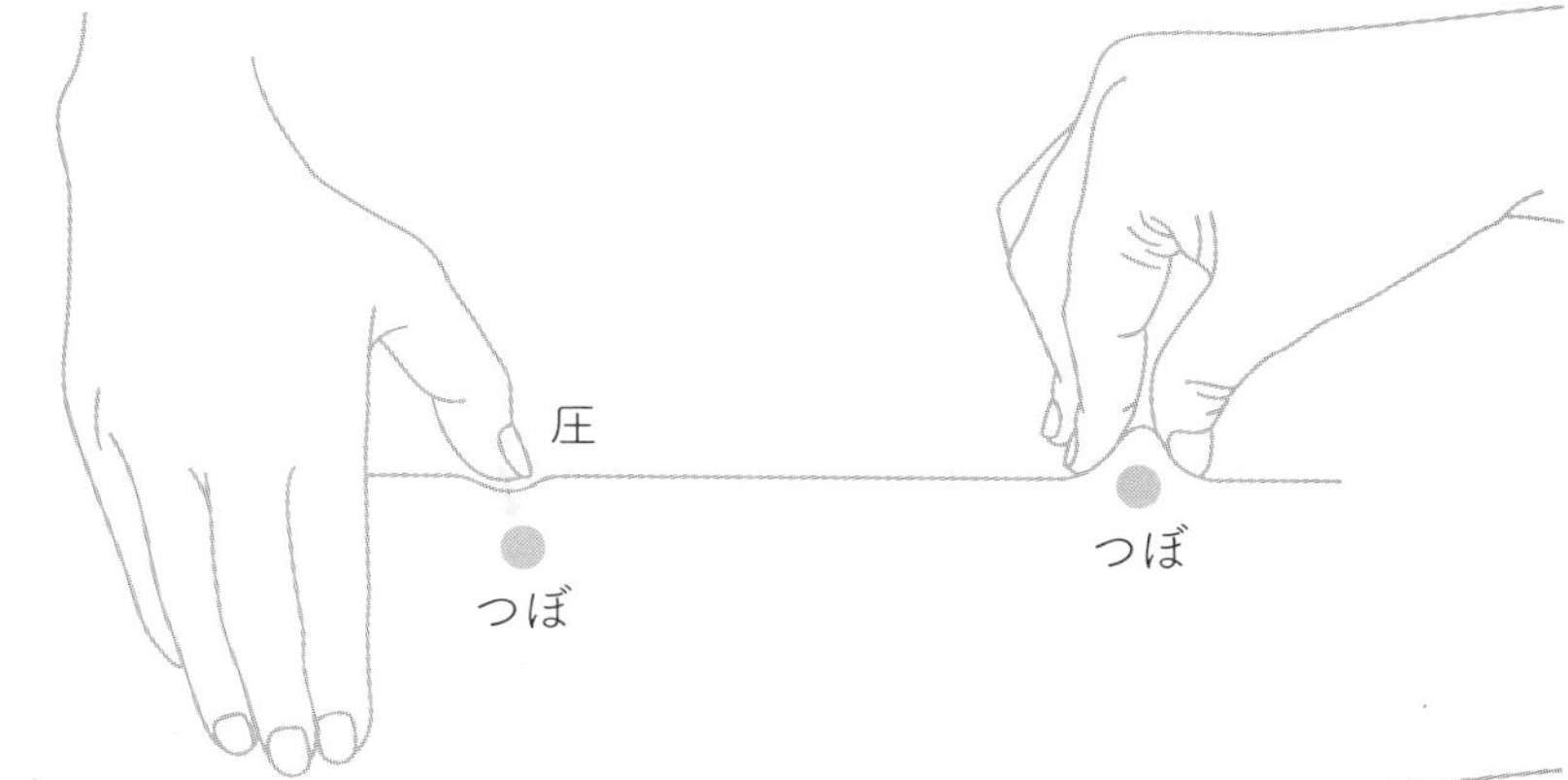

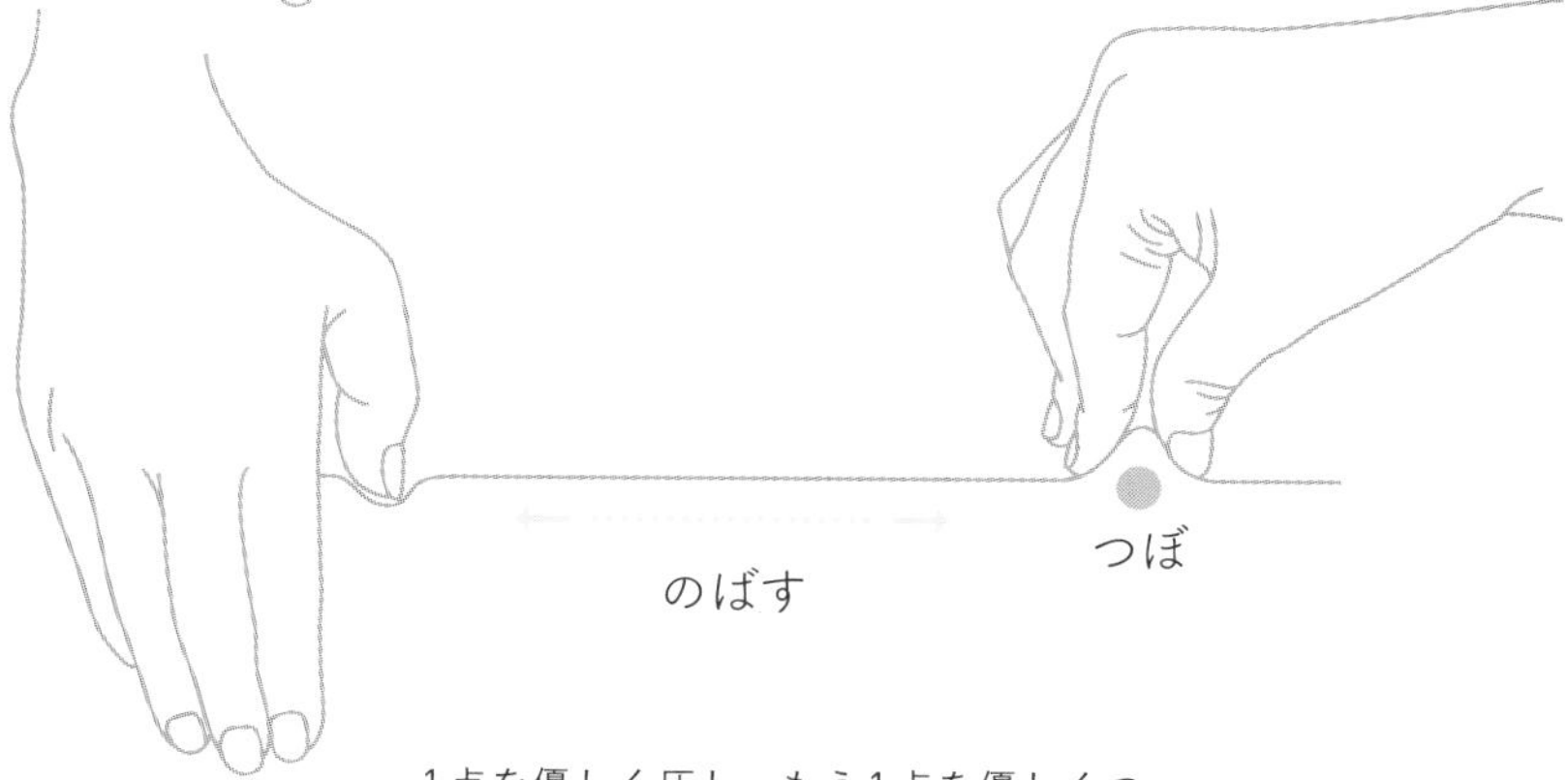

1点を優しく圧し、もう1点を優しくつまんで、皮膚表面が軽くピンと張ってくるようにのばす。

手足のつぼ（補足）

27ページ以降、手足のつぼ（1か所）を紹介していますが、この場合は次の方法を参照ください。

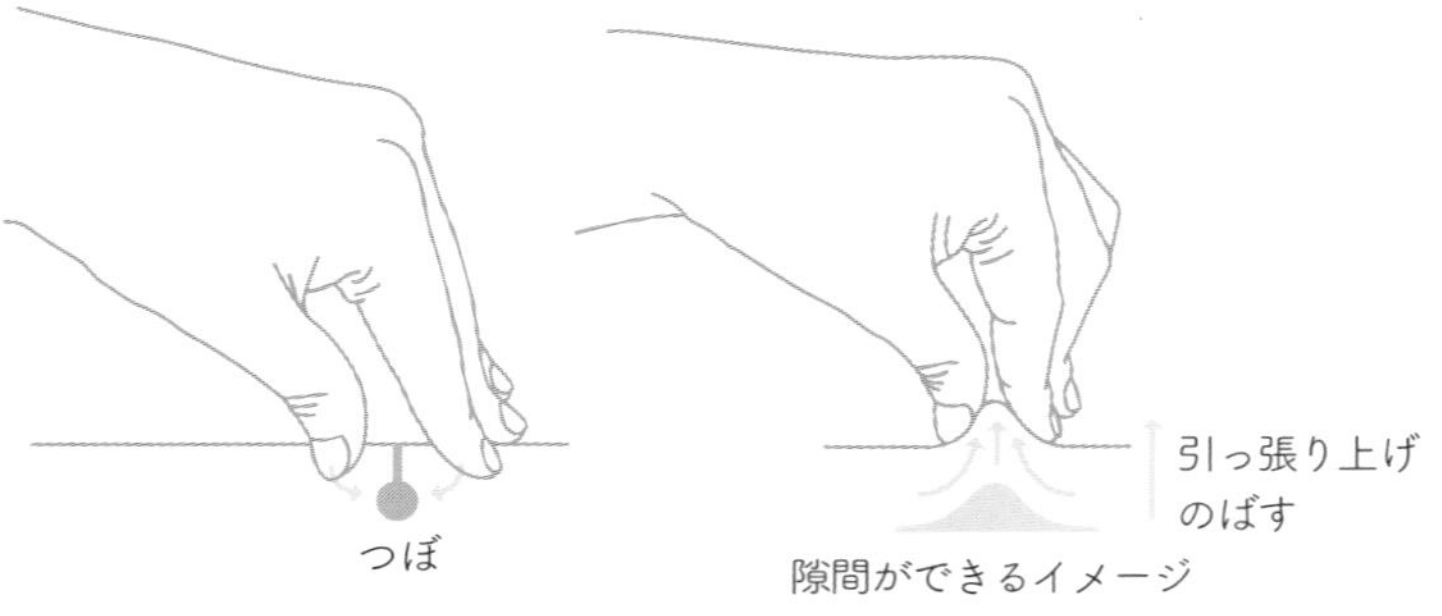

つぼを優しくつまんで、皮膚表面が軽くピンと張ってくるように引き上げる。
※つぼを中心にまわりの皮膚から広めにつまみ上げてのばします。皮膚の奥に隙間をつくるようなイメージです。

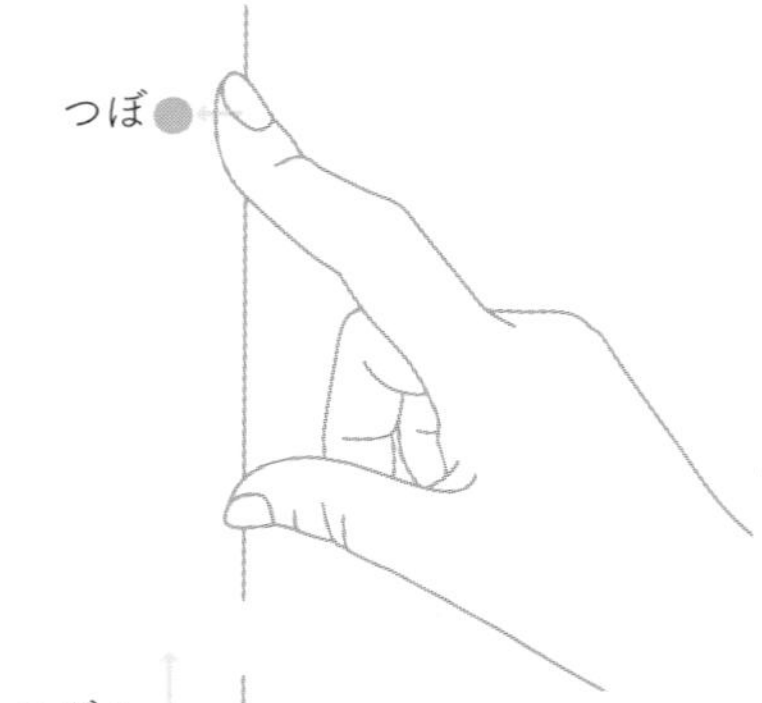

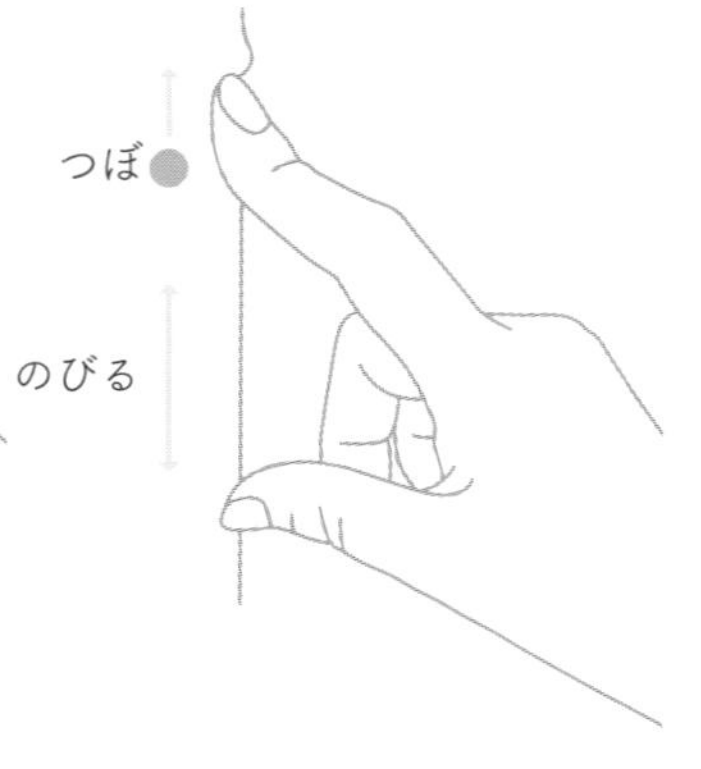

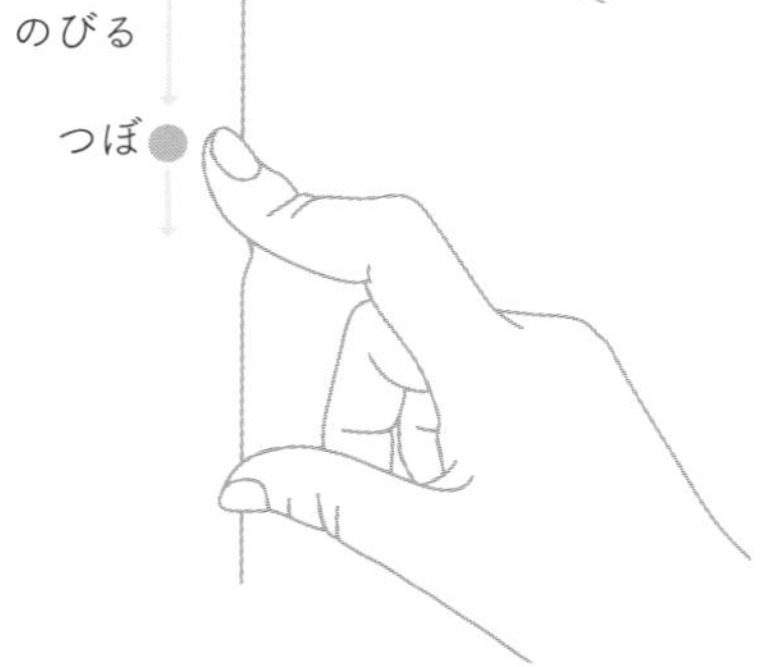

つぼ位置の皮膚を軽く圧して、押す（あるいは引く）ようにしてズラす。
※指圧が目的ではありませんから、指先に皮膚が引っかかる程度の強さで圧してください。皮膚がのびた感じがあればOKです。

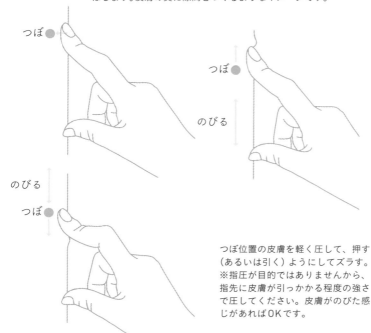

症状と時間

歯ぎしり・くいしばり

この時間に体調が悪くなる人や寝付けない人は、胆経の筋が緩まず気血のめぐりが充実していない可能性があります。

筋肉に無駄に力が入っている人、寝ている間に歯ぎしりしてしまう人は胆経が滞っている可能性があります。

23：00〜1：00

胆経の時間

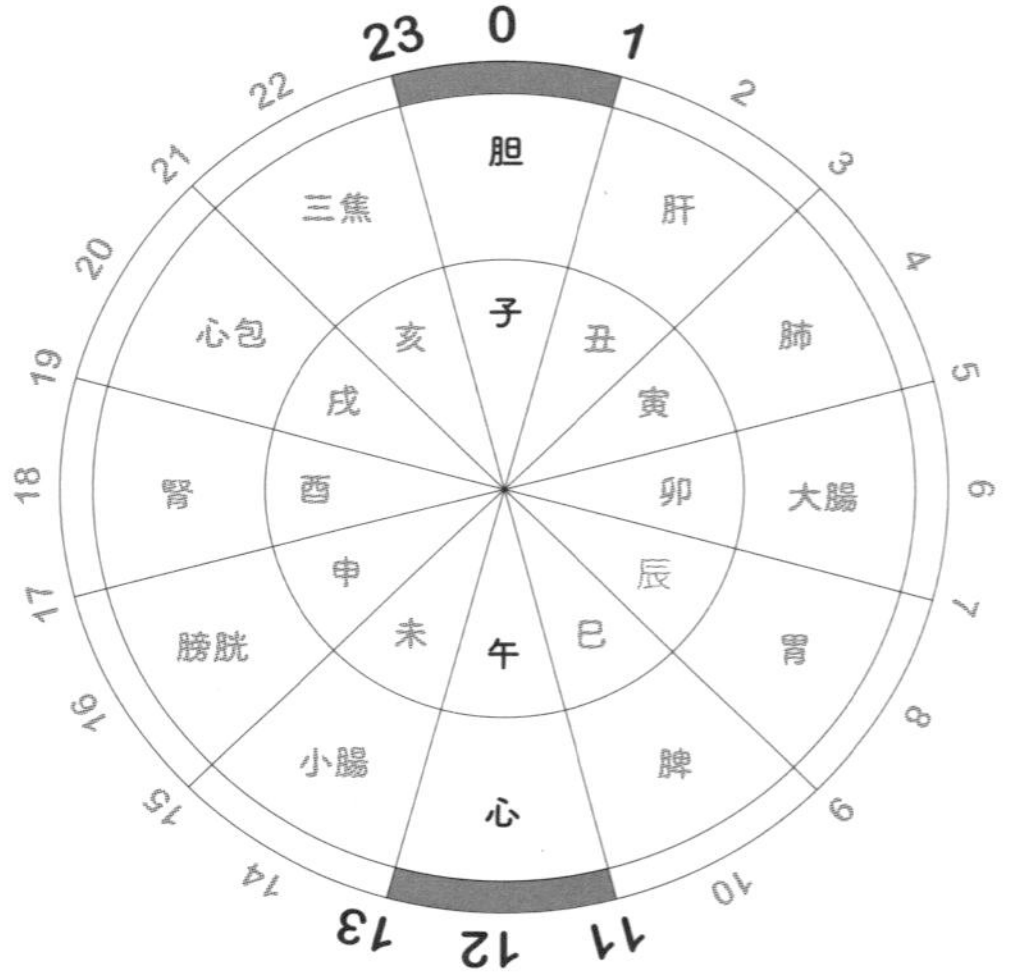

改善に効果的な時間

23〜深夜1時　あるいは11〜13時

効果的な経絡ストレッチ

胆経ストレッチ

胆経の働き

胆経は相火という、身体の活動調節をする働きをします。日中活動した分、しっかり胆経が緩み、気血のめぐりが充実する事で活動の疲れを癒すことができると考えます。また、胆経は記憶とも関係すると考えられています。様々な経験・学習したことは胆経を通して脳へ伝わり、睡眠時間を通して記憶を作っていくと考えられています。

胆の働き

日中の活動で活発に使われた血を肝で分解し、作られた清汁（胆汁）を貯蔵・分泌する働きで、視力を維持し、消化のサポートや経絡の働きを強化するとされています。

この時間の特徴

23～深夜1時は夜の陰が極まり陽へと切り替わる時間です。東洋医学的には睡眠のゴールデンタイムの中心時間です。この時間にしっかり休むことができれば身体が最も休まり充実して、すっきりと次の朝から活動ができます。生理学的には脳が経験学習したことを記憶に定着させるのも睡眠によって行なわれます。

胆経ストレッチ 1

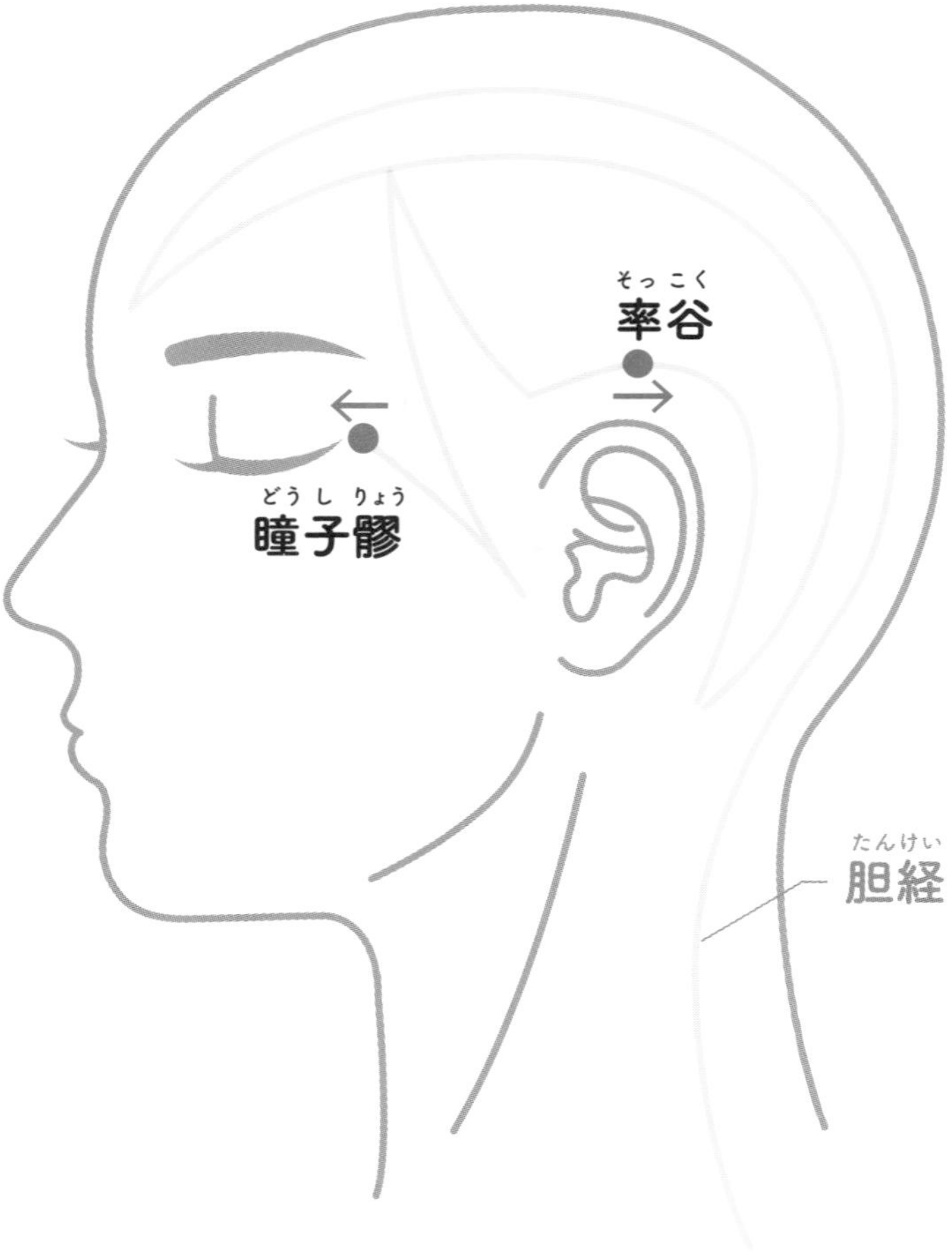

瞳子髎　目尻の外側の骨のへこんだところ。
率谷　耳の先端、側頭部の指２本上の位置。

目尻にあるくぼみと、耳の先端の上、指２本分の位置をそれぞれ指でおしながら、目尻と側頭部の皮膚をのばすように軽く引っ張る。

胆経ストレッチ 2

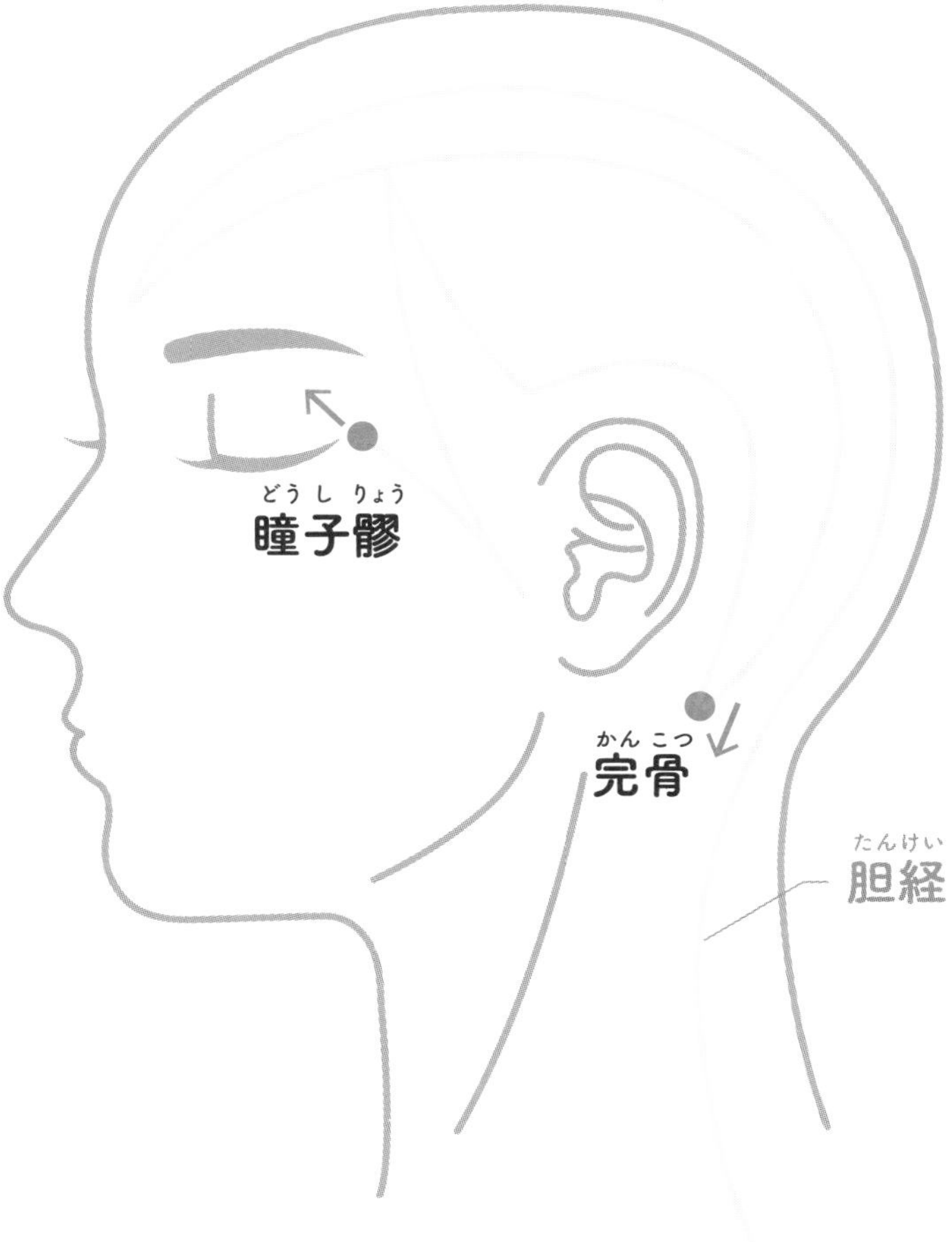

瞳子髎　目尻の外側の骨のへこんだところ。
完骨　耳の後ろの出っ張っている骨（乳様突起）の先端の後ろにあるへこんだところ。

目尻にあるくぼみと、耳の後ろにある出っ張った骨の下を、それぞれ指でおしながら、目尻と耳後ろをのばすイメージで軽く引っ張る。

胆経ストレッチ 3

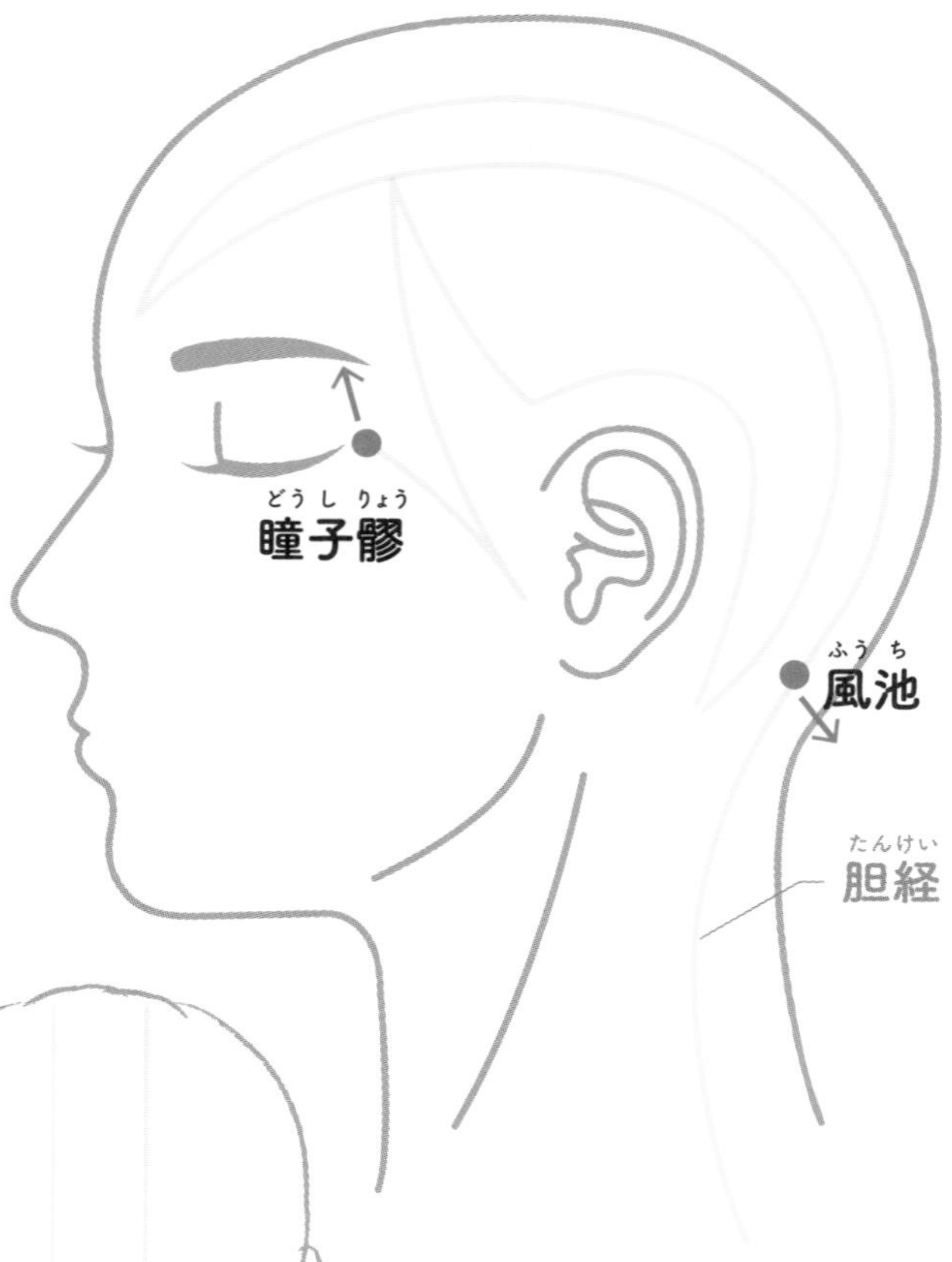

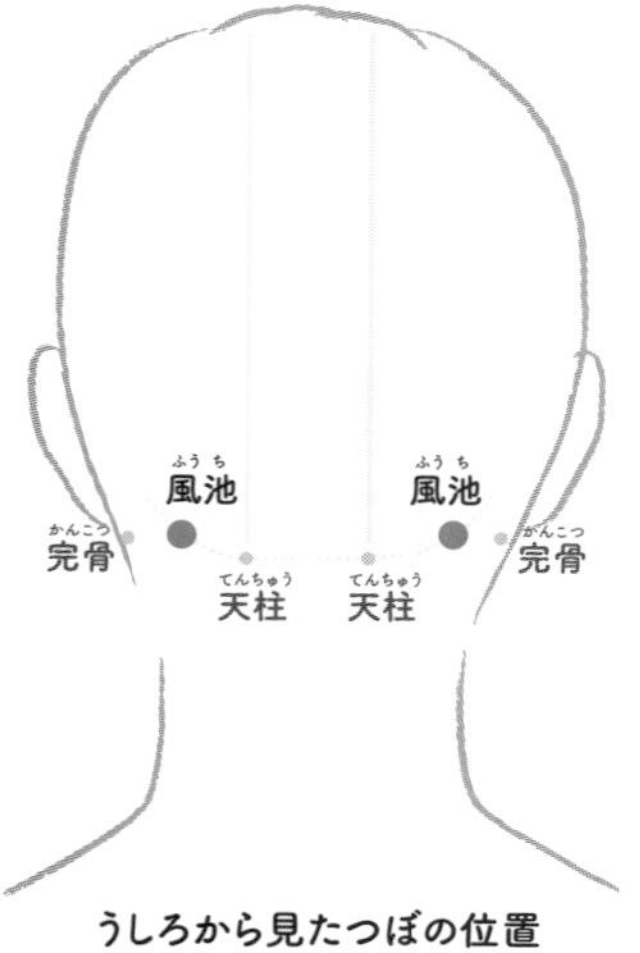

うしろから見たつぼの位置

瞳子髎　目尻の外側の骨のへこんだところ。
風池　後頭部の髪の生えぎわにある、僧帽筋（背中の筋肉）と胸鎖乳突筋（首の側面につたう大きな筋肉。耳の下の乳様突起から鎖骨、胸骨までつながる）の間のへこみ。

目尻にあるくぼみと、後頭部の髪の生え際、僧帽筋と胸鎖乳突筋の筋の間のへこみを、それぞれ指でおしながら、目尻と耳の後ろをのばすイメージで軽く引っ張る。

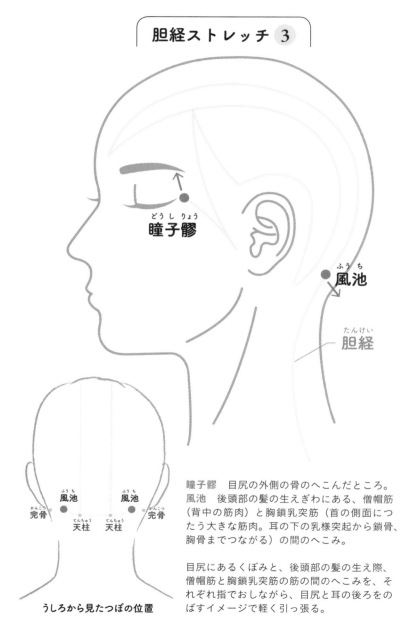

手足の効果的なつぼ

※通里（63P）も有効です。方法は20P参照。

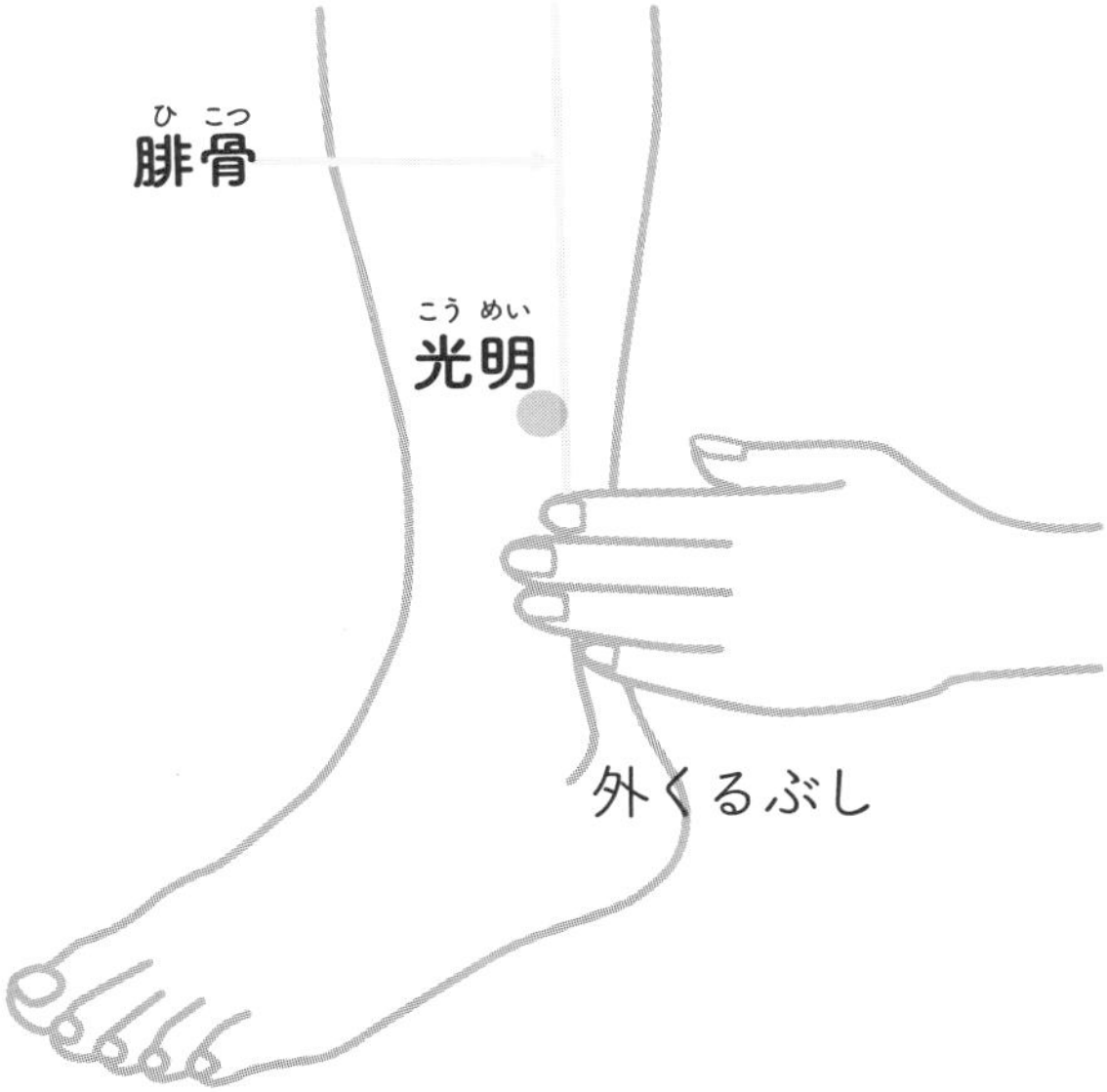

足の外くるぶしの一番高いところから、
指7本分（5寸）上の位置。

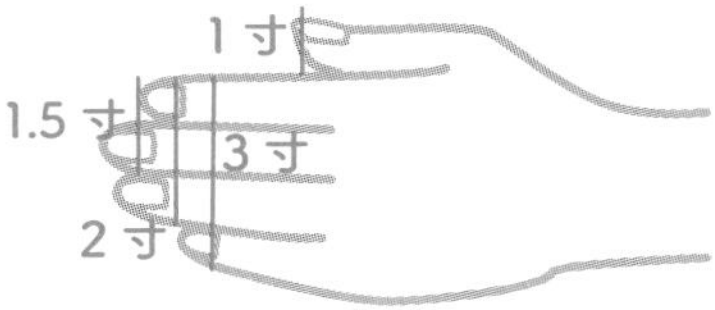

つぼ位置のはかり方（寸）

1寸：親指1本分の幅
1.5寸：人差し指と中指の幅
2寸：人差し指から薬指の幅
3寸：人差し指から小指の幅
これらを組み合わせてはかります。

イライラする　筋肉疲労
眼精疲労　生理不順

1：00～3：00
肝経の時間

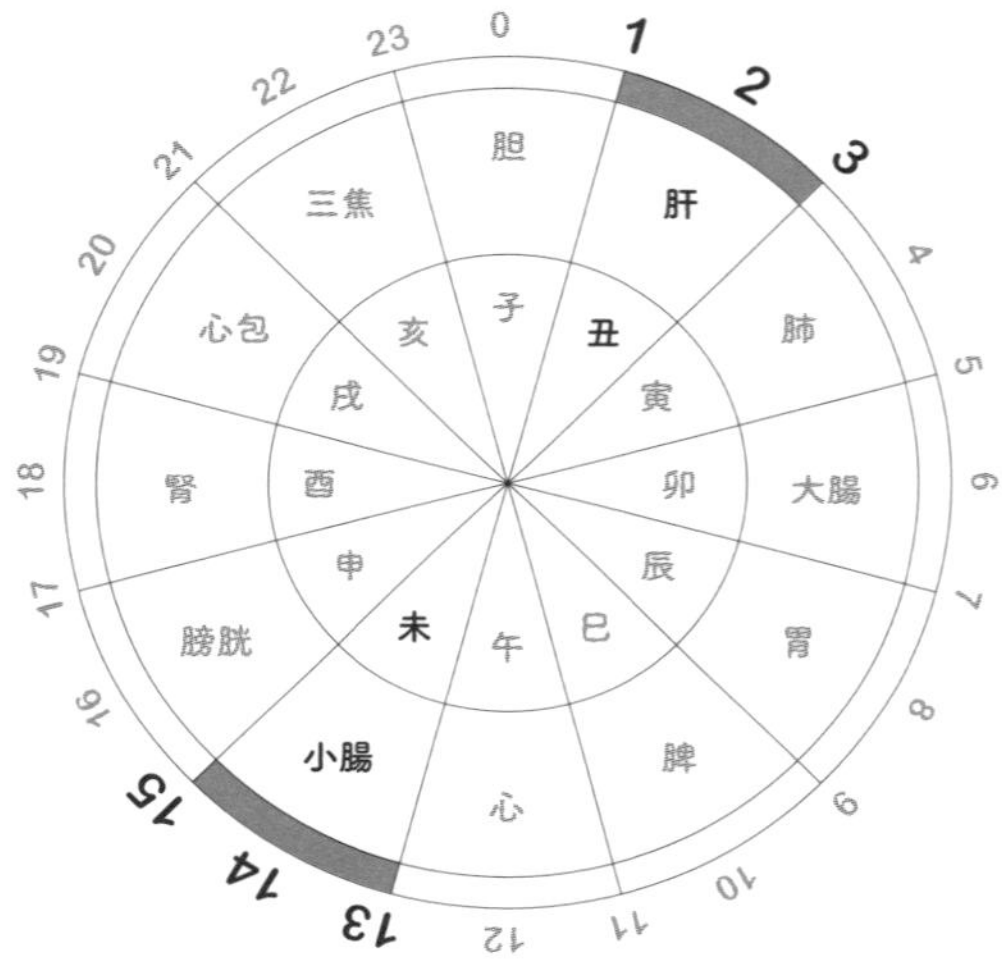

この時間帯に体調が悪くなったり、起きてしまったりする人は、肝が休まっていない（ストレス状態）か肝が疲れている、または肝経が滞っていると考えます。

普段からイライラしやすい人や、無駄に力んで力が抜けない人、眼精疲労がある人、月経生理の問題、生殖器系の問題がある人なども肝経を整えることが必要と考えます。

改善に効果的な時間

深夜1～3時　あるいは13～15時

効果的な経絡ストレッチ

肝経ストレッチ（↓小腸経ストレッチで代用）

肝経の働き

肝経は足から頭へ血流を昇らせる働きをします。起きてからの活動・代謝を上げるために働きます。足腰に力を入れる要でもあり、生殖器と繋がる経絡なので、日中はしっかり足腰を動かし、夜はしっかり休ませることが肝経を活発にするために必要です。

肝の働き

内臓としての肝臓の働きは活動を維持することです。朝に目が覚めて体を動かし、頭が冴えてくるのは肝の働きによります。目や頭、筋肉を使うと肝の働きにスイッチが入り、覚醒状態が維持されます。夜は肝のスイッチを切るべく、目や頭を働かせないことが大切です。

この時間の特徴

活動を司る肝臓の働きを休めて、疲労を回復するべく充実させる時間です。また、身体の血液のデトックスをする時間でもあります。この時間に肝臓に血を戻すことで、活動で疲労した血を浄化できると考えます。寝るべき時間にスマホやタブレット、テレビなどで目を使い続けると、肝には日中と同じ活動のスイッチが入ってしまい、肝に戻るべき血が筋肉や目や頭の方に回ってしまいます。夕方以後夜に目を使うことは肝の経絡の働きを低下させる可能性があるので注意が必要です。夜のこの時間に寝付けないとしても、目を閉じて横になっていましょう。肝を活動させないだけでも心身は休まります。

肝経ストレッチ 1

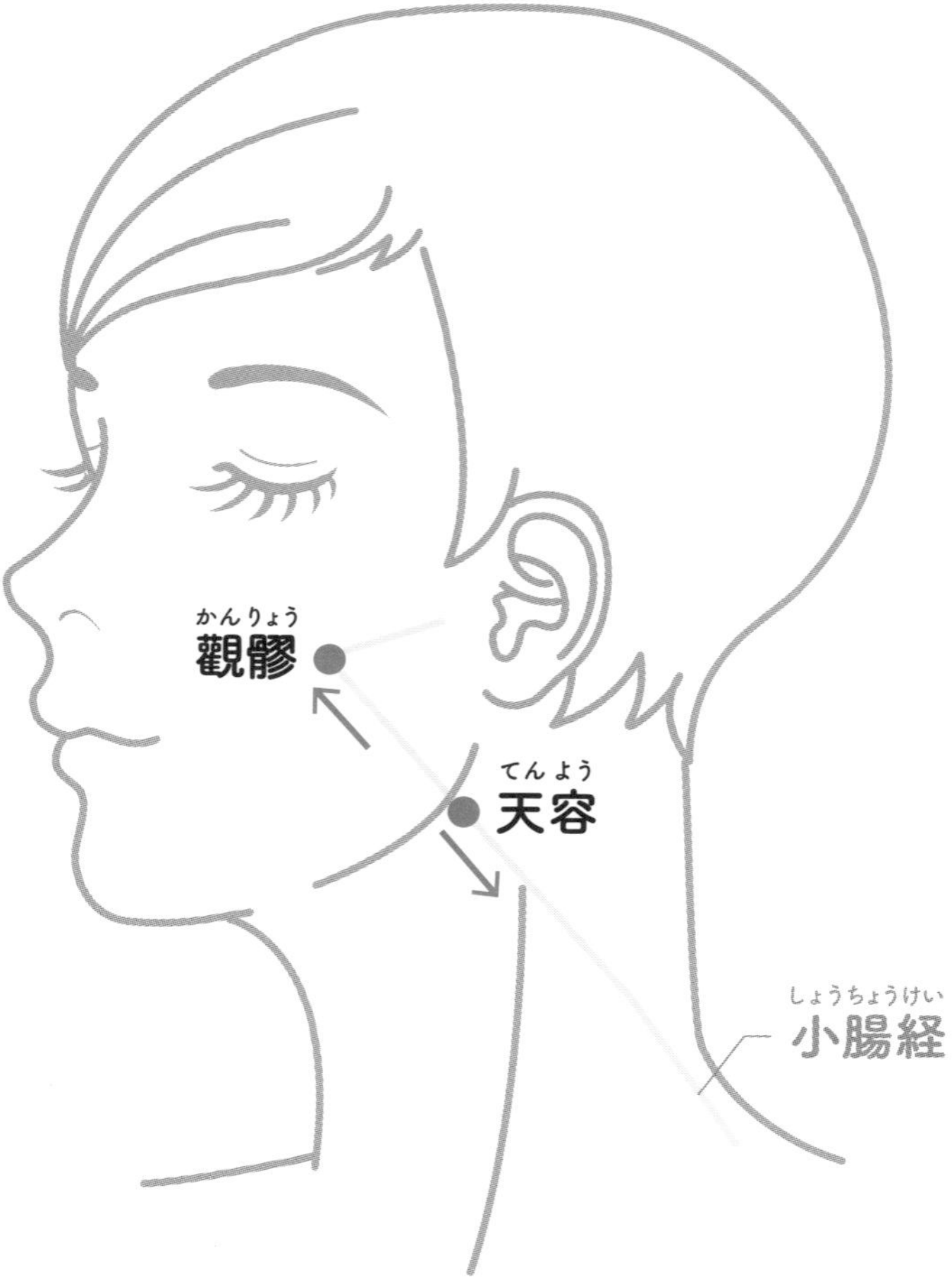

顴髎　ほお骨の下線、目尻の直下の位置。
天容　耳の後ろの骨（乳様突起）の先端の前に位置する、首の側面の太い筋肉（胸鎖乳突筋）の内側へりのところ。

目尻下のライン、ほお骨の下辺りの少しくぼみがあるところに指を引っ掛けるようにしながら、顎角の下をほおの皮がのびるように軽く引っ張る。

肝経ストレッチ 2

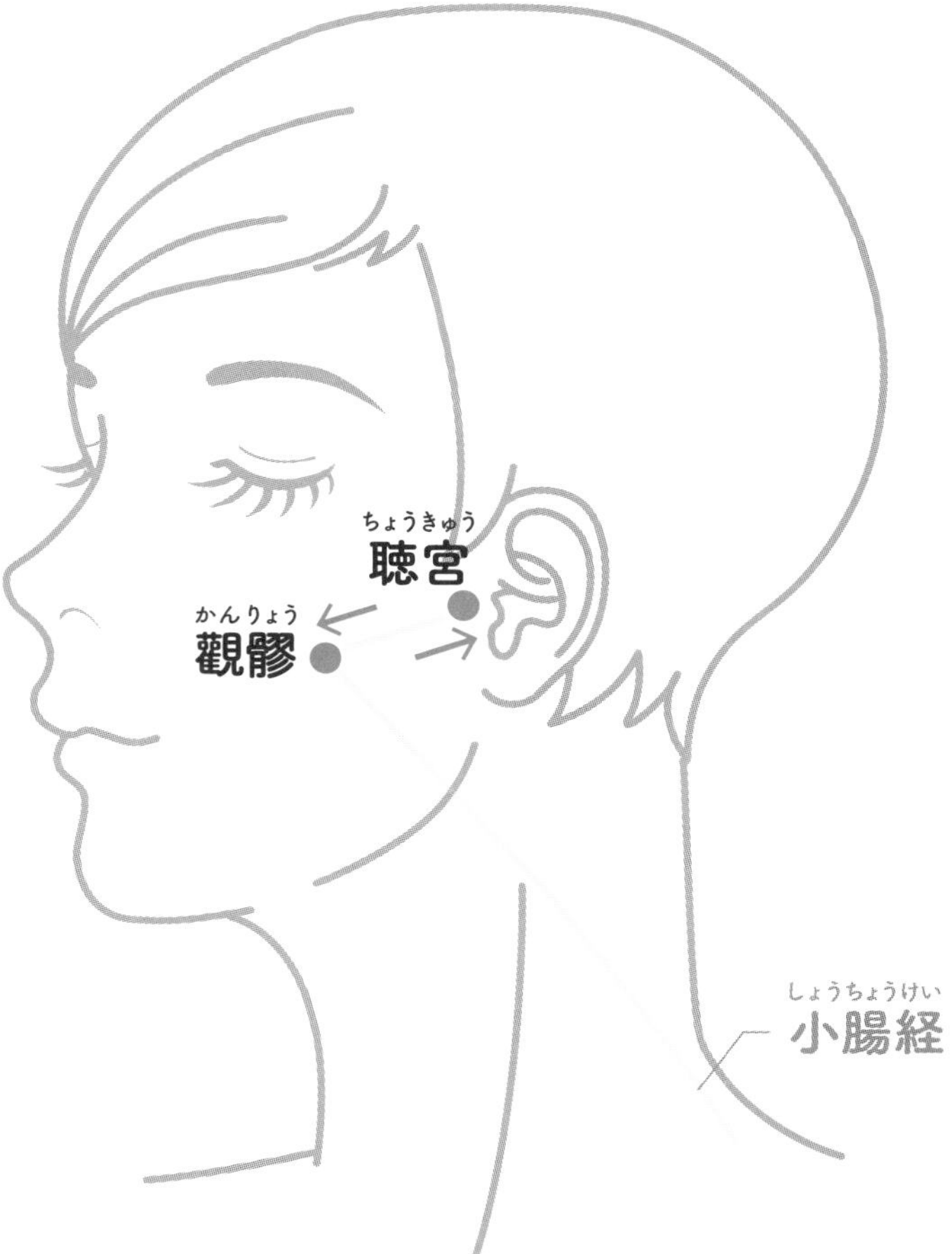

顴髎　ほお骨の下線、目尻の直下の位置。
聴宮　耳前部、耳珠の前の位置。

目尻下のライン、ほお骨の下辺りの少しくぼみがあるところに指を引っ掛けるようにしながら、耳前部のくぼみを指でおし、ほおと耳の間の皮膚をのばすように軽く引っ張る。

手足の効果的なつぼ

※支正（68P）も有効です。方法は20P参照。

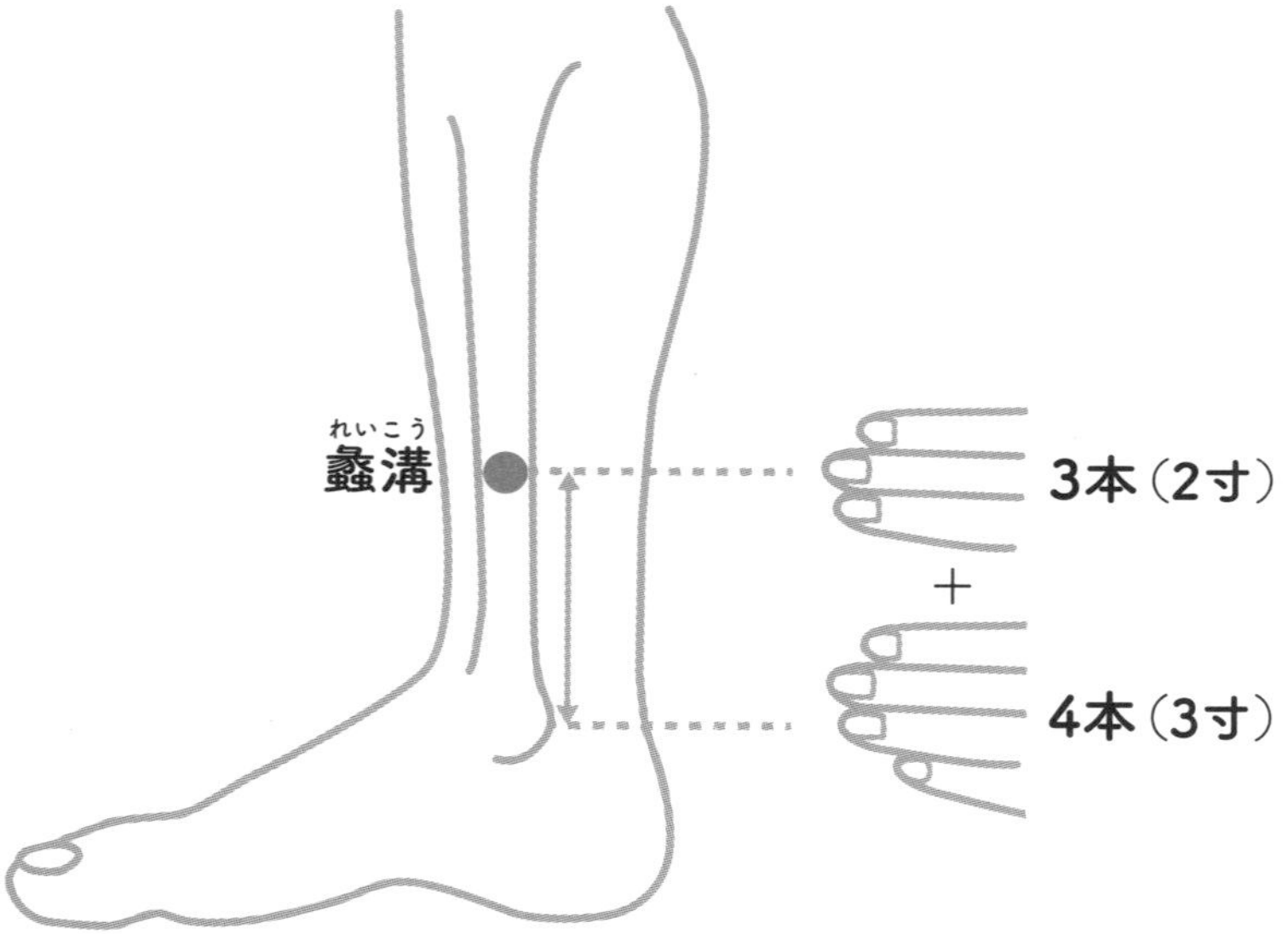

内くるぶしの最高点（5寸上）の上、スネの骨の内側面の中央にあります。

Column
肝経・肺経の小話

1 魂と霊魂

東洋医学において「肝は魂《こん》を舎す」と言われ、活動の源である魂は肝の働きと関係すると考えられています。起きている間は臓器である肝を離れ肉体や精神を活動させている魂は、夜寝ると肝に戻るとされます。肝の力が弱ると、魂は肉体で起きている時と同じように働いてしまい、夢が多くなったり、寝ていても筋肉に力が入る状態を作ります。

魂といえば霊魂も魂です。昔話にある丑三つ時に幽霊が出るというのは、肉体（肝の臓器）を失った魂がさまよい動くのが肝の時間である丑の刻（午前1―3時）ということになります。

肝が正常であったなら、草木も眠る丑三つ時に活動してしまう事はないのでしょうね。

2 朝方の喘息

私は元々喘息があり鍼灸で良くなってきましたが、今でも稀に体調が悪くなる時は朝方に呼吸器系に症状が出てしまいます。喘息の特徴とも言える「朝方4時ごろに息苦しくて起きてしまう」という症状が、肺の時間（3―5時）と関係していることがわかります。そんな時には、肺経の代用である膀胱経の顔つぼストレッチを行なっています。呼吸が徐々に楽になることを実感しています。

敏感肌 多汗 呼吸系の不調

神経&感覚過敏（あるいは鈍化）

この時間に咳が出たり、息苦しさが出て、起きてしまう人は、肺や肺経の働きが低下している可能性があります。肺は呼吸器だけではなく、皮膚の状態や毛穴、汗腺などの開閉調節もしています。皮膚が弱い人、神経や感覚が過敏になったり、鈍ったりする人も、肺経の働きが低下している可能性があると考えましょう。

改善に効果的な時間

明け方3～5時　あるいは15～17時

3:00～5:00

肺経の時間

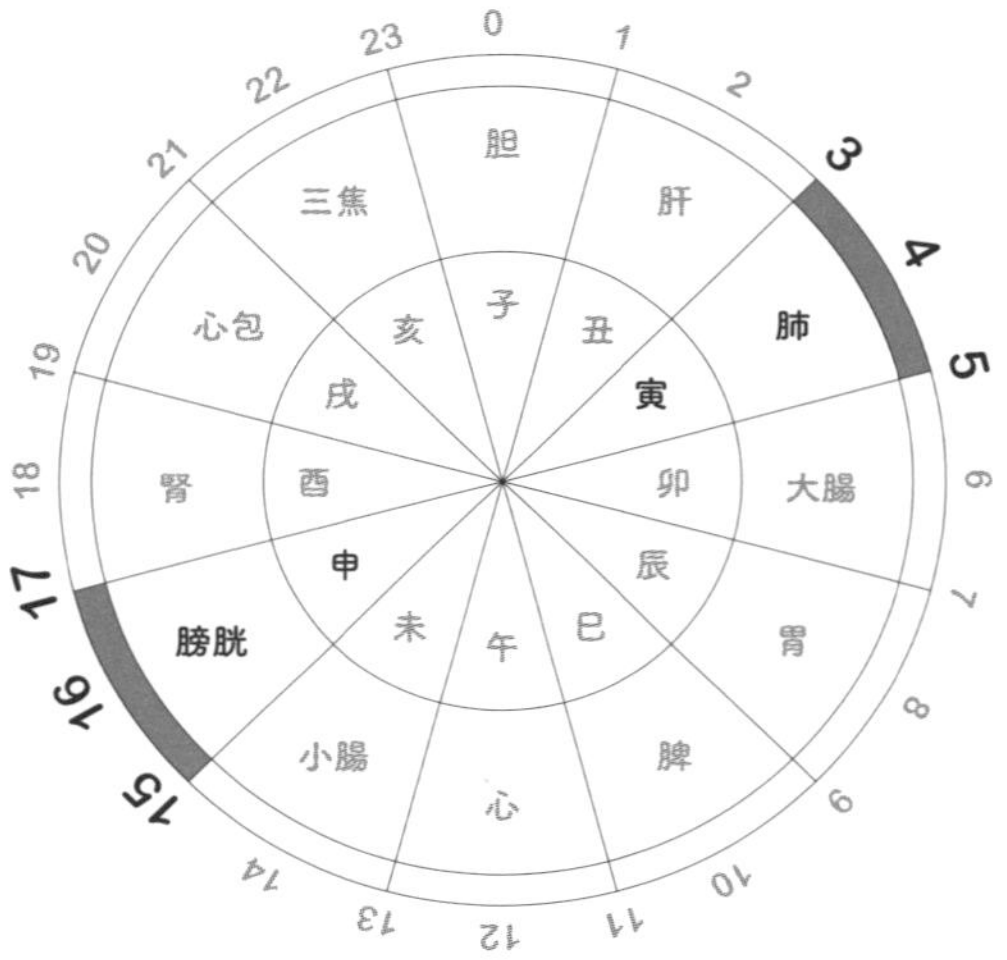

効果的な経絡ストレッチ

肺経ストレッチ（↓膀胱経ストレッチで代用）

肺経の働き

肺の経絡は肺とつながり、呼吸に影響しながら経絡を動かす気の流れを調整します。経絡は肺経から始まり、大腸・胃・脾……胆・肝とめぐりまた肺経から始まる、十二経絡のはじまりとされています。全身をめぐった経絡の状態は、朝方肺経に影響が出ると考えましょう。

肺の働き

呼吸によって経絡の気をめぐらせます。経絡は気が動いて血や水の循環が促されるので、肺の働きが低下すると様々な機能の停滞を生み出してしまいます。また、肺は呼吸を通して外界とやりとりをする窓口と考えます。外からの情報や刺激を内部へ伝える役割でもありますので、自然のサイクルに順応するのに大きな役割を担っています。

この時間の特徴

経絡の出発点である肺経が経絡の循環の準備をするべく、肺気を充実させる時間です。この時間にしっかり肺が養われることで、気のめぐりが活発になります。それによってその前の時間に肝によってリセットされた血を全身へと分配し、朝からの活動に備えます。早起きする人は、この時間に朝の清気を呼吸によって取り入れて、経絡を動かす宗気という働きを促すと、より肺の働きが活発になると考えられます。ただし、夜に目を使って肝の働きにスイッチが入っていると、肺の働きは深まりません。肝と肺の働きが生活の中での陰陽バランスを決めます。肝が陽の活動の主体であり、肺は陰のリラックスの主体です。肺の働きを活発にするためにも、22時以後はできるだけ目を使わずリラックスすることが肺経を活発にすることにつながります。

敏感肌、多汗、呼吸系の不調、神経&感覚過敏（あるいは鈍化）

肺経ストレッチ 1

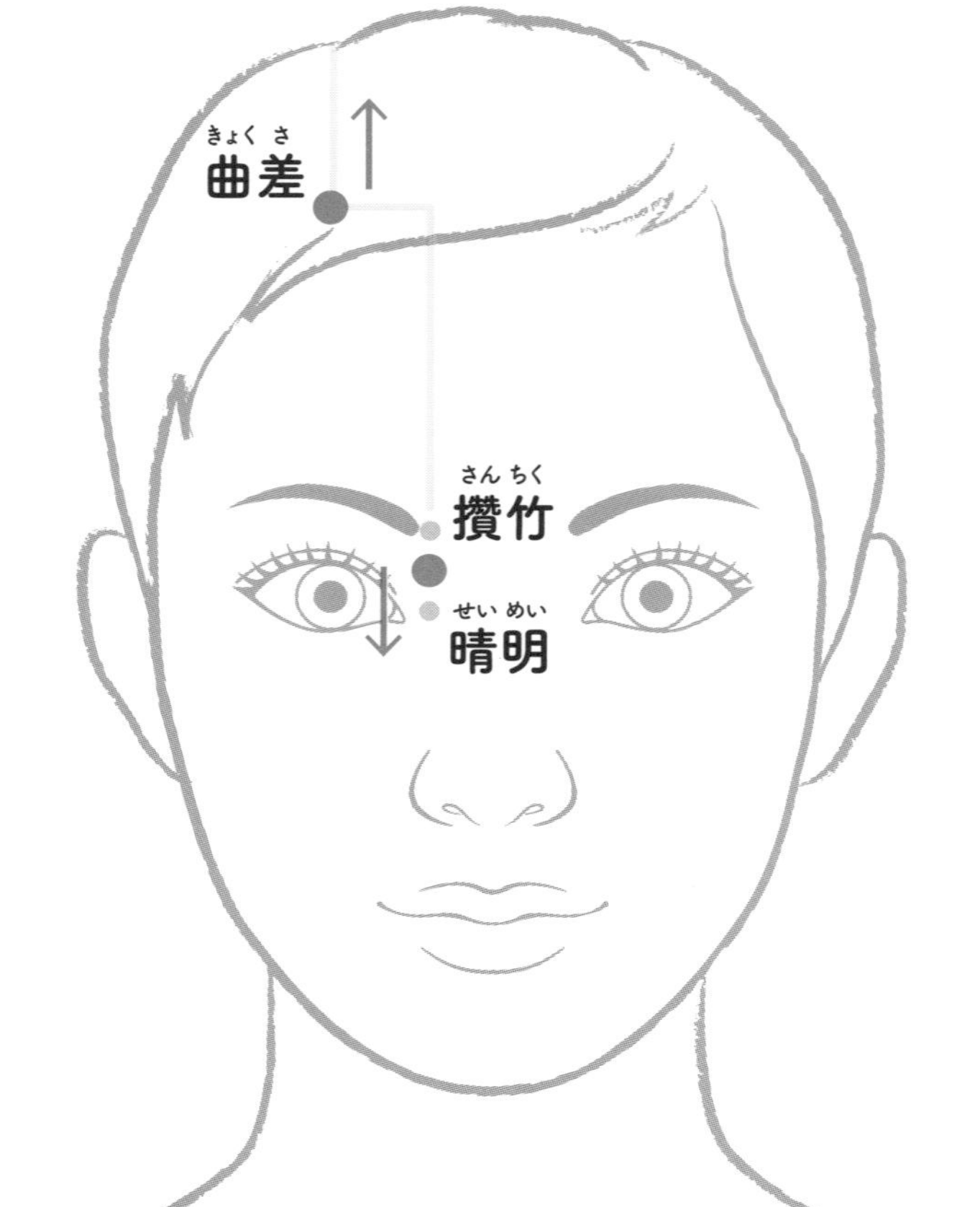

攅竹　眉頭の少しへこんだところ。
晴明　目頭のところ。眼窩のへり。
曲差　髪の生え際の髪の中、真ん中より指２本分、外側の位置。

目頭に親指を当てて、眉頭のちょっと上を人差し指でつまみ、眉頭の線上の髪の生え際を指2本でおしながら、ひたいの皮膚がのびるように軽く引っ張る。

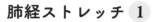

肺経ストレッチ 2

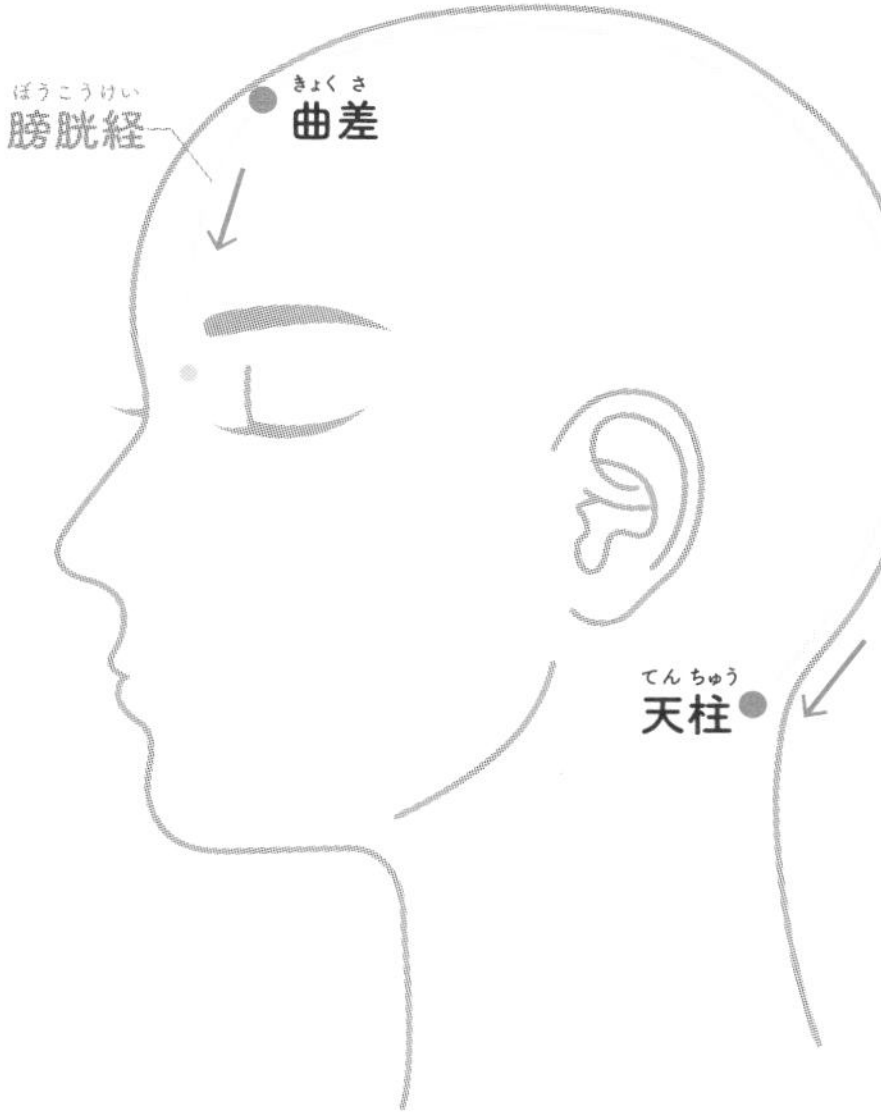

横から見たつぼの位置

曲差　髪の生え際の髪の中、真ん中より指2本分、外側の位置。
天柱　後頭部の髪の生え際、真ん中より指2本分弱、外側の位置。

眉頭の線上の髪の生え際と、後頭部の僧帽筋の付け根を、それぞれ指でおしながら、頭皮を引き延ばすイメージで軽く引っ張る。

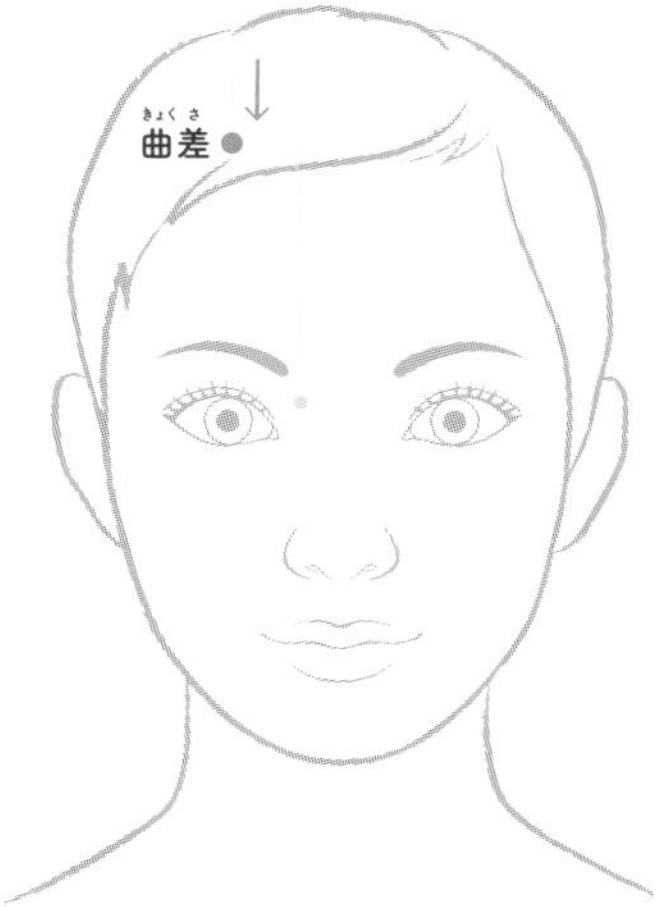

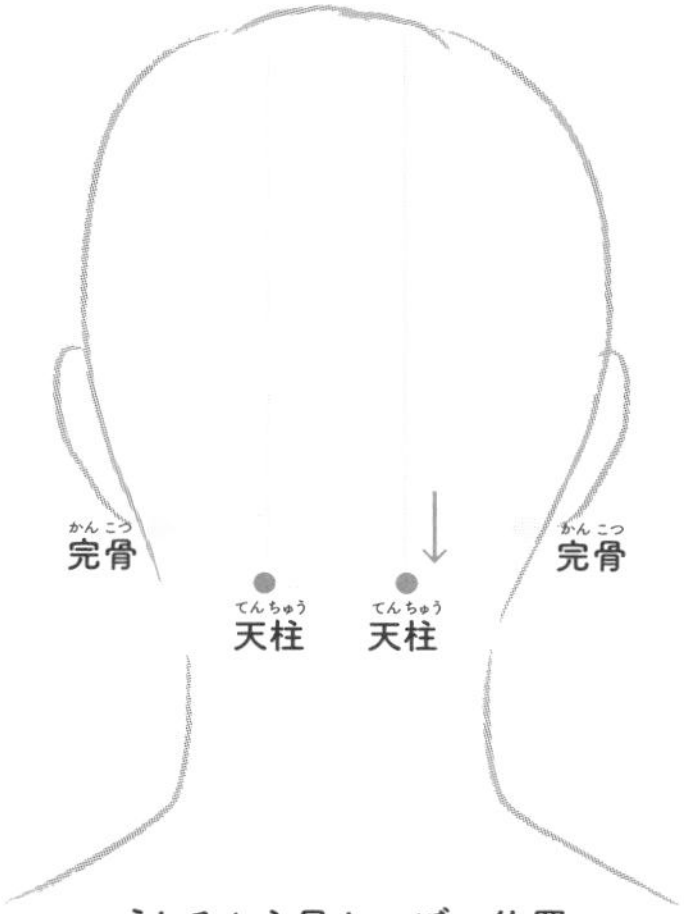

うしろから見たつぼの位置

肺経ストレッチ 3

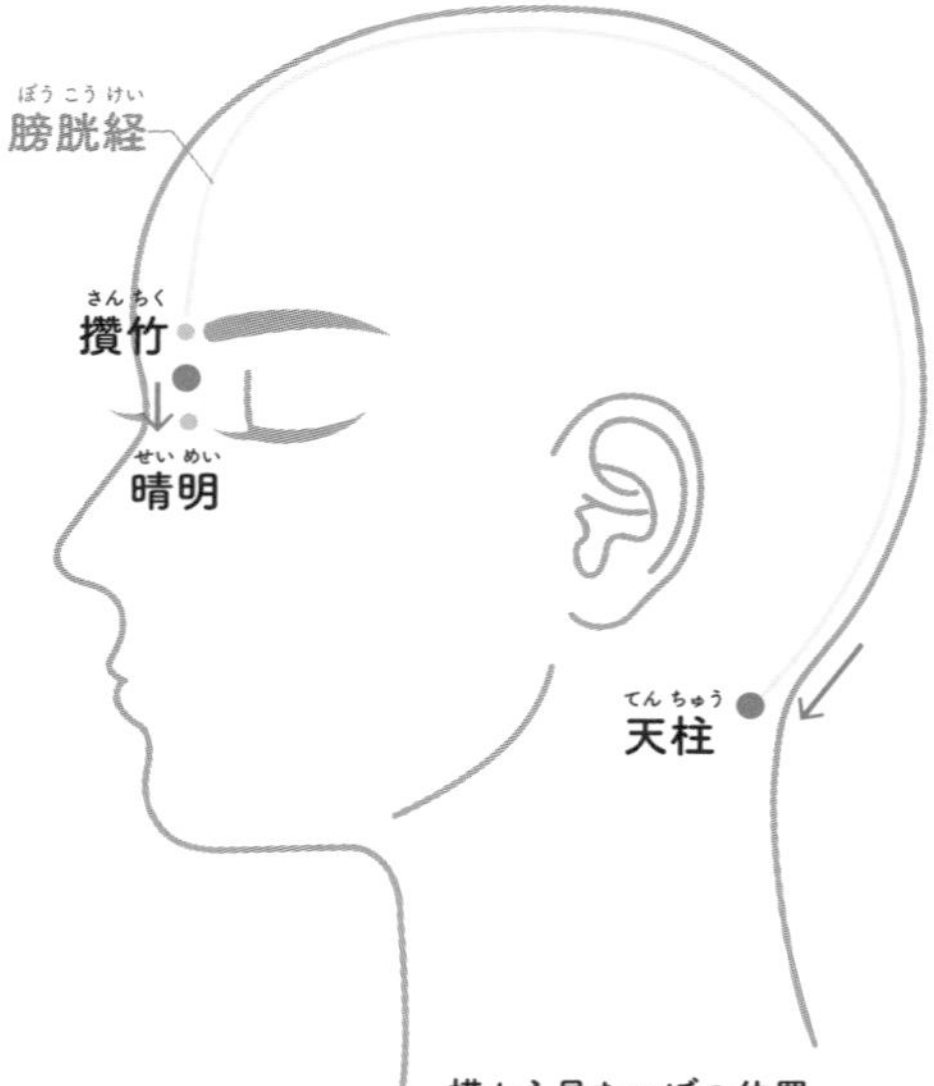

横から見たつぼの位置

攢竹　眉頭の少しへこんだところ。
晴明　目頭のところ。眼窩のへり。
天柱　後頭部の髪の生え際、真ん中より指2本分弱、外側の位置。

目頭に親指を当てて、眉頭のちょっと上を人差し指でつまみ、後頭部の僧帽筋の付け根を指でおしながら、ひたいの皮膚がのびるように軽く引っ張る。

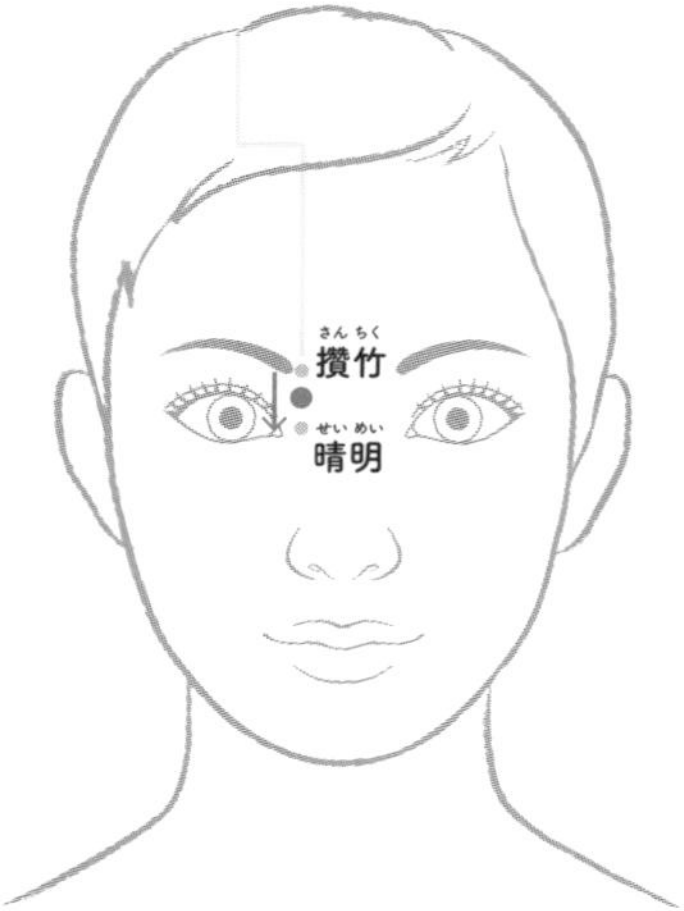

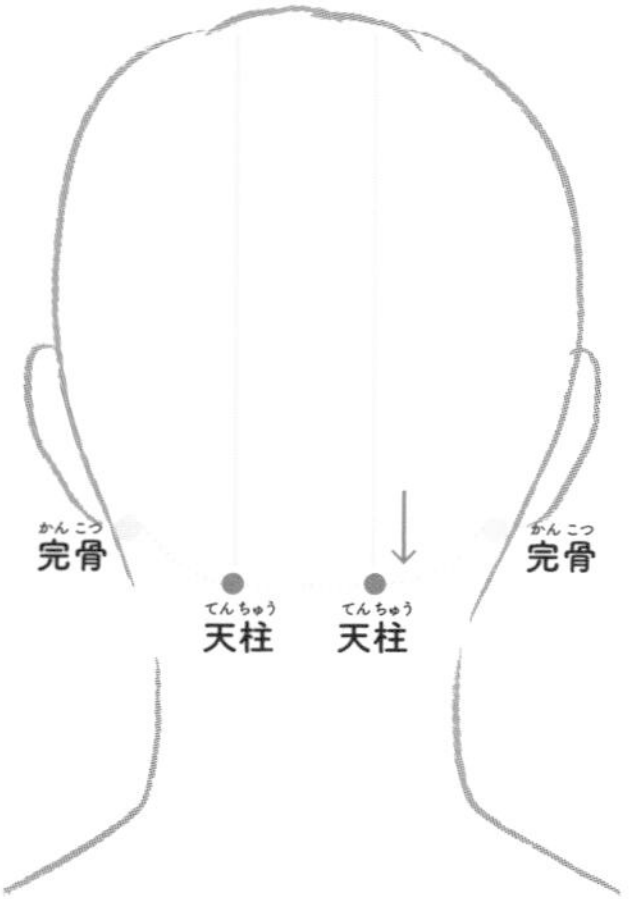

うしろから見たつぼの位置

手足の効果的なつぼ

※飛陽（75P）も有効です。方法は20P参照。

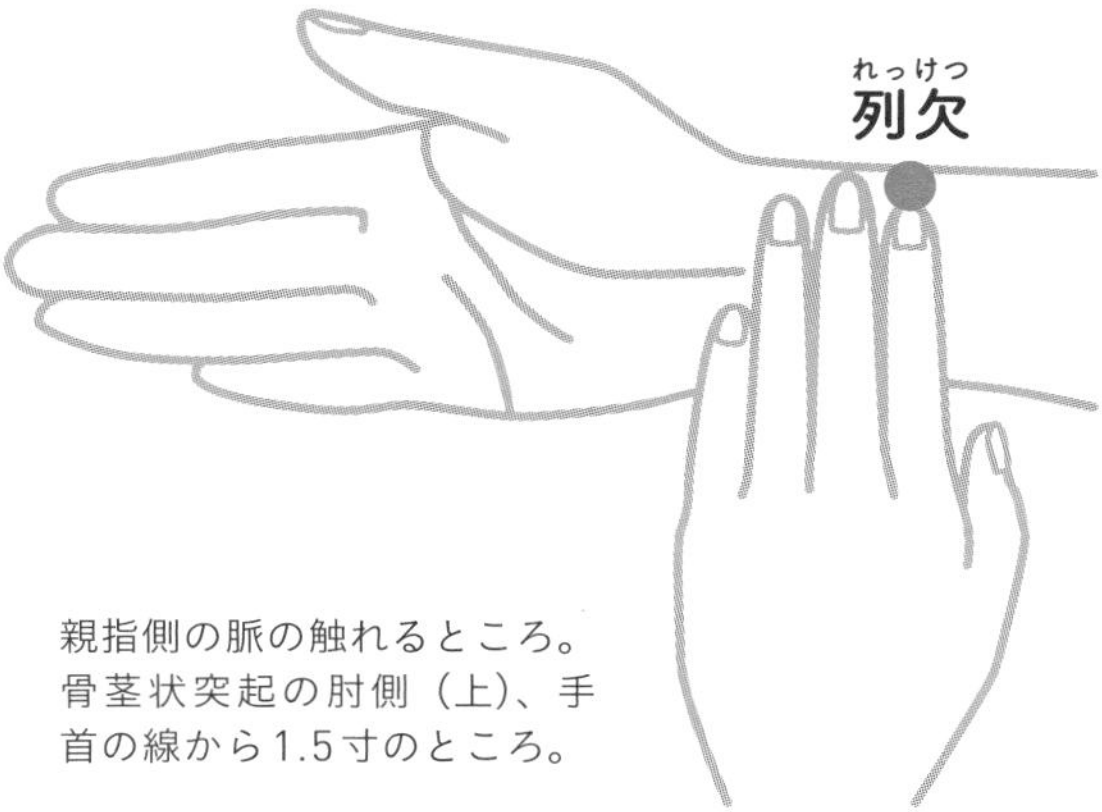

親指側の脈の触れるところ。
骨茎状突起の肘側（上）、手首の線から1.5寸のところ。

便秘・下痢

鼻・のどの腫れ痛み

下歯の痛み・うずき

皮膚の乾燥

多汗

この時間帯に下痢をする人は腎の働きが弱い「陰虚（貧血、消化不良、動悸、寝汗などの症状を伴う状態）」と考えられます。

5:00〜7:00

大腸経の時間

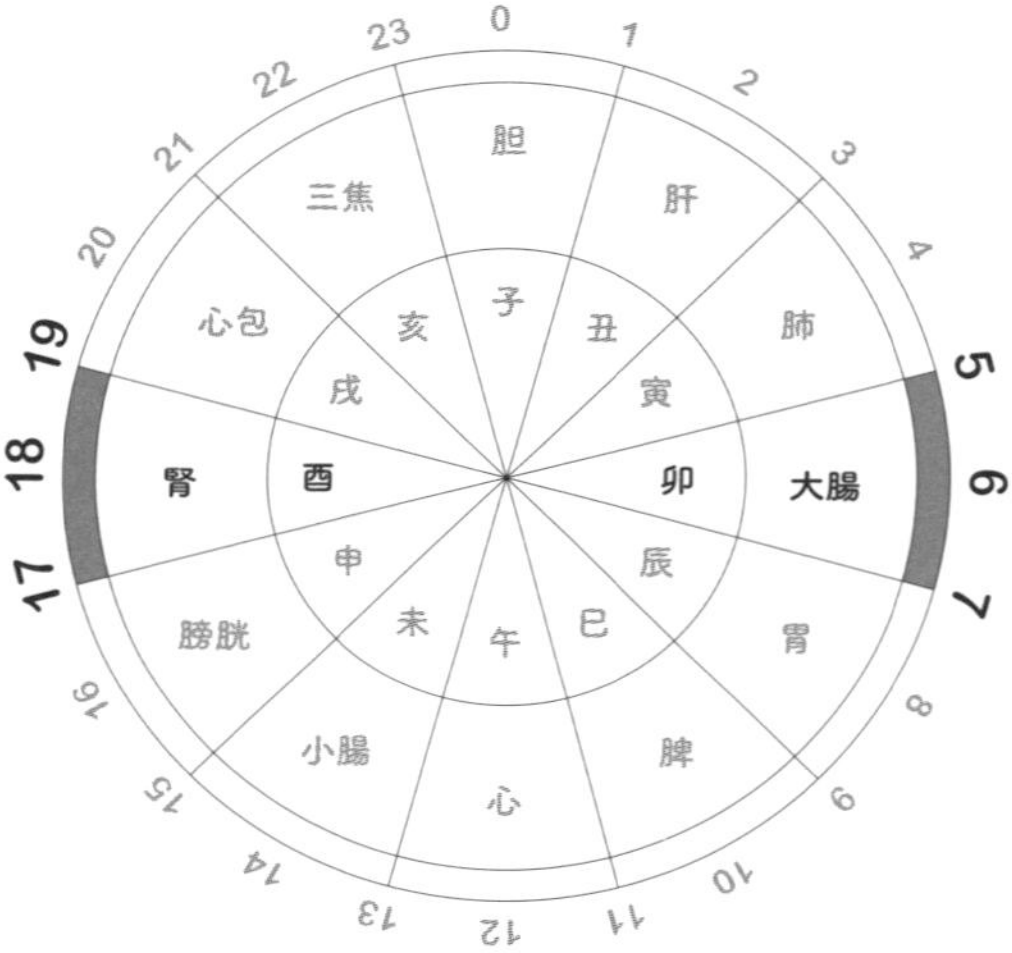

改善に効果的な時間

早朝5〜7時　あるいは17〜19時

効果的な経絡ストレッチ

大腸経ストレッチ

大腸経の働き

大腸経は呼吸の通り道である鼻喉の粘膜と関係し、空気を正常に通す位置となります。ここのめぐりが悪いと、鼻喉の粘膜が腫れて痛みやすくなります。この状態は風邪を引きやすくなるので、大腸経をめぐらせて常に鼻・のどの粘膜を健やかに保ちましょう。

大腸経は下歯をめぐってもいますので、下歯や下の歯茎が痛んだり疼く時には大腸経を整えると良いでしょう。

大腸の働き

身体の陽気と汗など、外に泄する水分を吸収し、皮毛を健やかに保つ働きをします。大腸の働きに不具合があると皮膚表面が冷えやすくなり、免疫力も低下し、皮膚も荒れやすくなると考えましょう。

この時間の特徴

大腸の働きが活発になり、夜に腎の働きで準備した老廃物を排泄する時間帯です。大腸の働き、大腸経の働きが活発であれば、この時間帯に便意をもよおします。起きる時間や食事のタイミングにもよりますが、午前中に便意をもよおさない人は、大腸の働きが低下している可能性があります。便意がなくても、この時間帯に朝起きたらトイレに行くという習慣が大腸の働きを促すとも考えられます。

大腸経ストレッチ 1

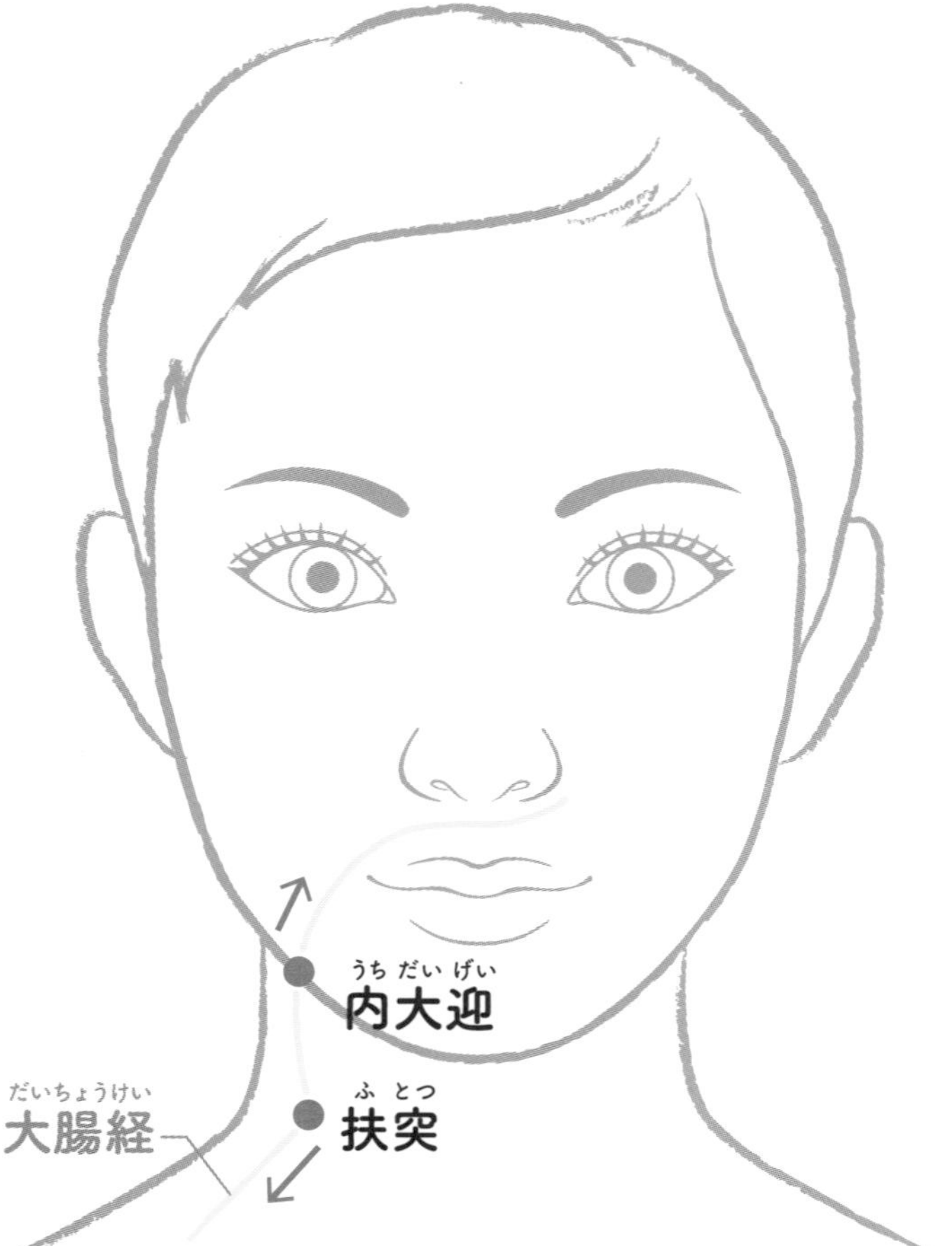

内大迎　顎の外側で、ほうれい線が交差するところ。
扶突　喉仏の外側、指4本分の位置。胸鎖乳突筋（首の側面につたう大きな筋肉。耳の下の乳様突起から鎖骨、胸骨までつながる）の筋中に位置。

喉仏の外側の胸鎖乳突筋の筋中と、顎下ラインとほうれい線とが重なる位置をそれぞれつまんで、顎下とのどの皮をのばすように軽く引っ張る。

大腸経ストレッチ 2

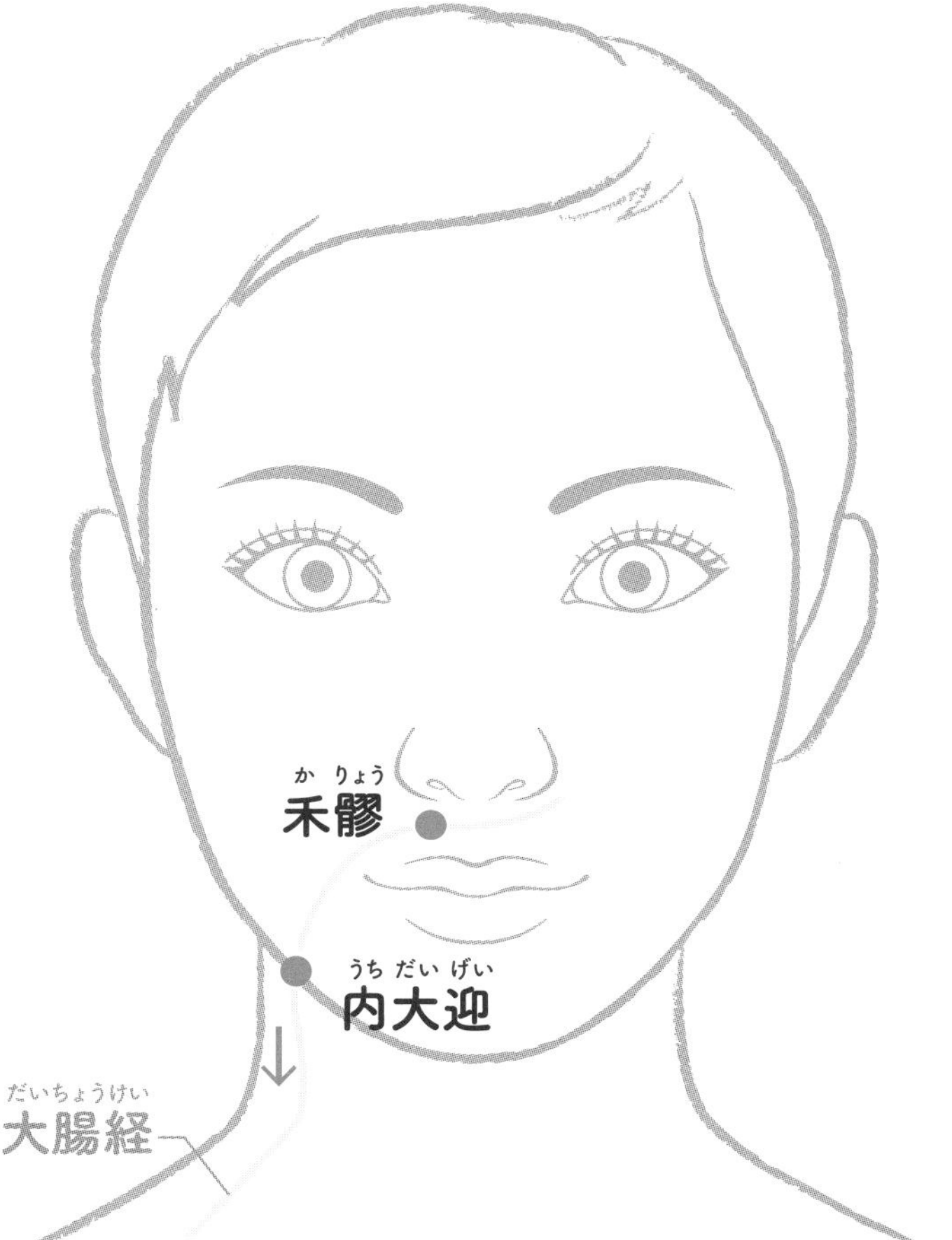

禾髎　鼻孔の直下。人中《じんちゅう》（鼻と口の間にある縦の溝にある経穴）の外側0.5寸の位置。
内大迎　顎の外側で、ほうれい線が交差するところ。

顎下ラインとほうれい線とが重なる位置をつまみながら、鼻孔の真下を指でおし、ほうれい線をのばすように軽く引っ張る。

大腸経ストレッチ 3

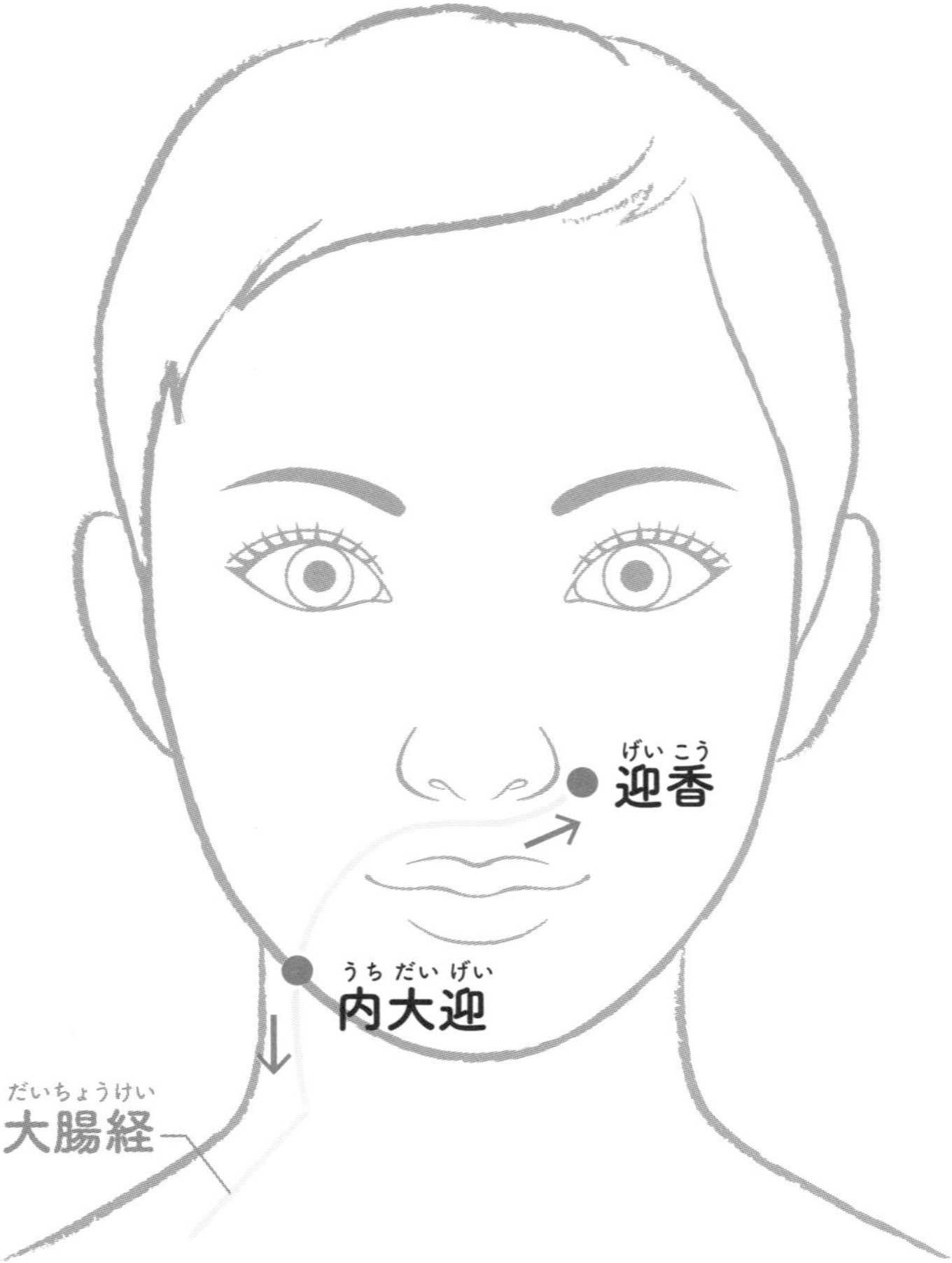

迎香　鼻翼の外側、鼻の付け根のほうれい線の始まるところ。
内大迎　顎の外側で、ほうれい線が交差するところ。

顎下ラインとほうれい線とが重なる位置をつまみながら、反対側の鼻翼の付け根を指でおし、皮膚が対角線にのびるように軽く引っ張る。

手足の効果的なつぼ

※大鐘（81P）も有効です。方法は20P参照。

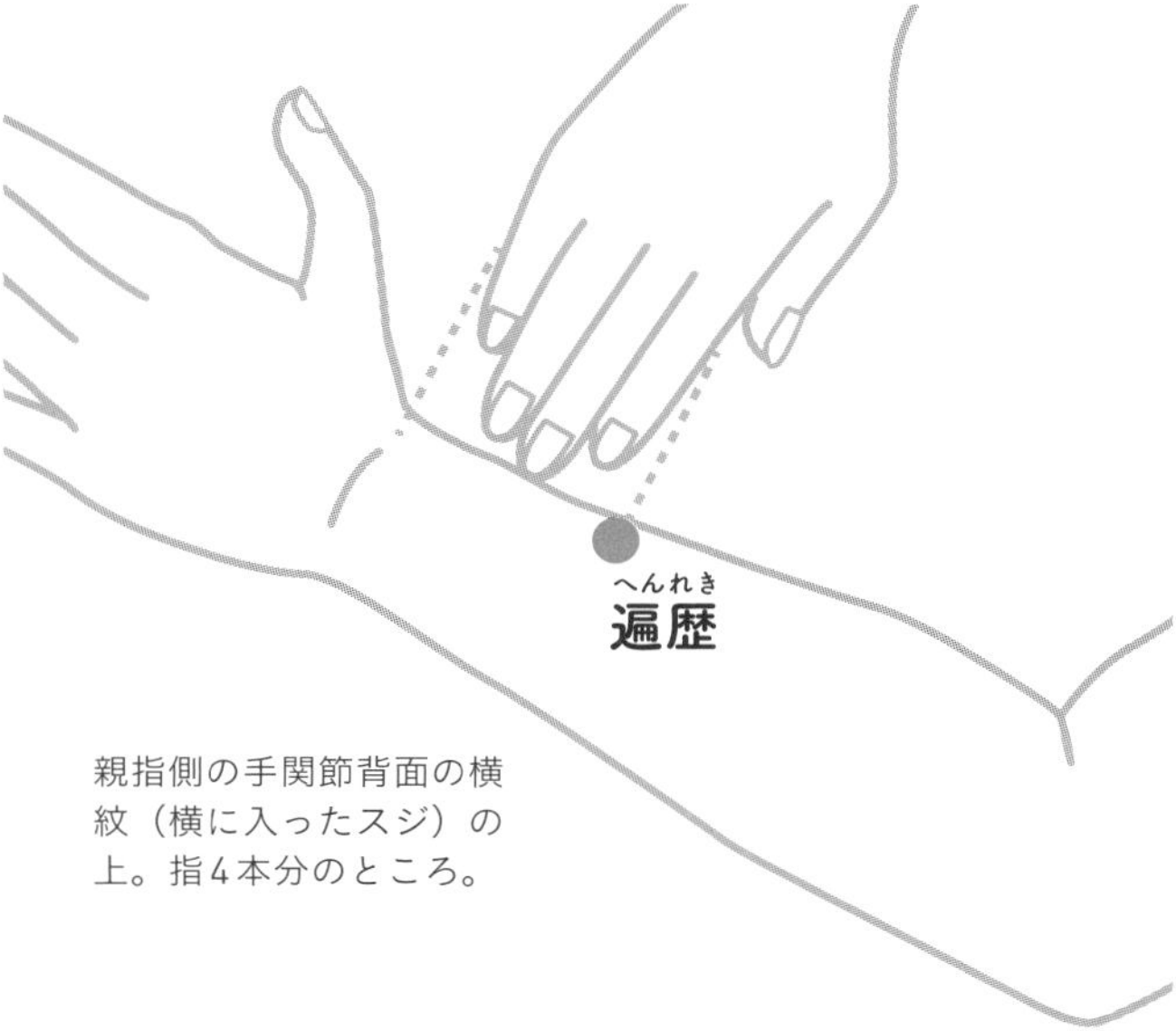

親指側の手関節背面の横紋（横に入ったスジ）の上。指4本分のところ。

顔のシワ（ほうれい線、目の下のクマなど）

胃腸の不調

猫背

上歯・歯茎の痛み・うずき

足首・ひざの動かしにくさ

この時間帯に不調が出たり、胃が不快で食欲が出ない人は、消化力や自然回復力が弱いと考えられます。変化に弱いこともあげられます。

7：00〜9：00

胃経の時間

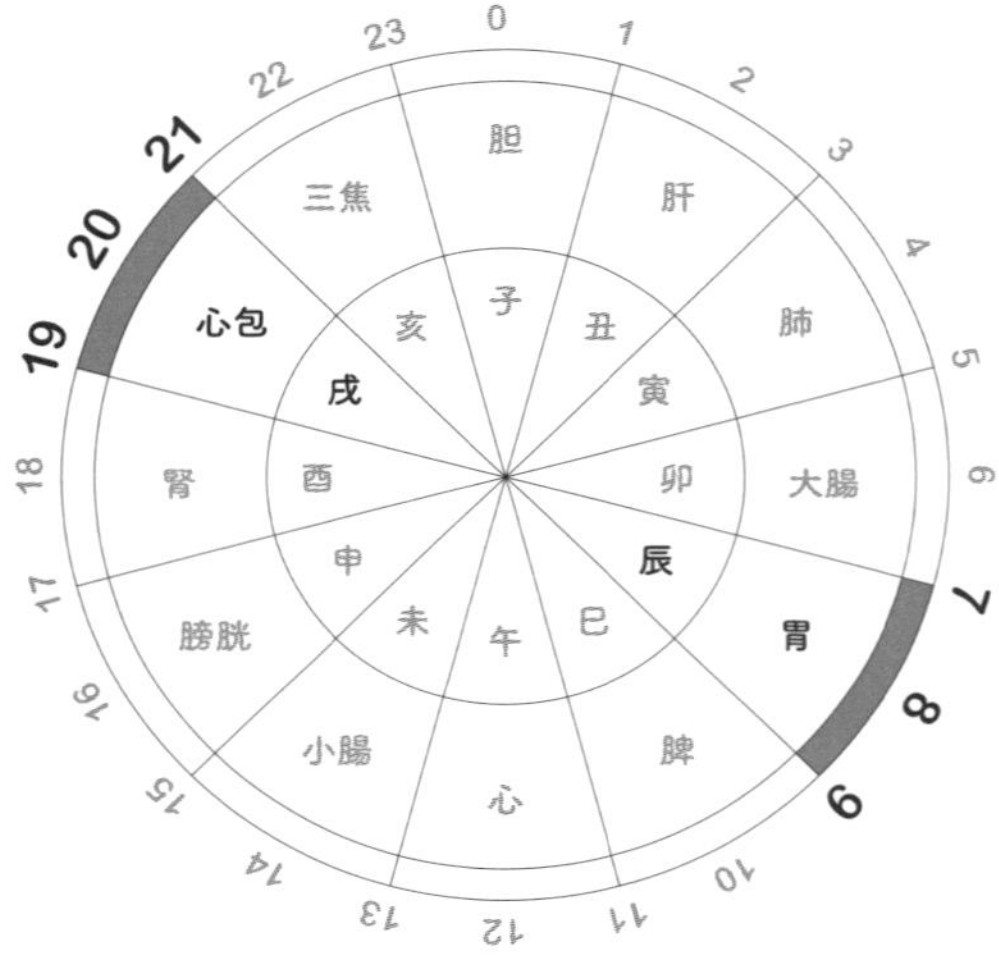

改善に効果的な時間

朝7〜9時　あるいは19〜21時

効果的な経絡ストレッチ

胃経ストレッチ

胃経の働き

胃経は身体前面を支える働きをしています。足首やひざなどを動かし、腹部を支える重要な役割を担っています。胃経の働きが低下すると、身体の前を支える事ができず猫背になりがちです。また、ほうれい線など顔のシワが深まりやすくなります。胃経は上歯を通っているので、上歯や歯茎の痛みやうずきがある時は胃経をめぐらせると改善します。

胃の働き

食べ物を消化して吸収、排泄をする六腑の内臓機能の中心的役割を担っています。胃の働きがしっかりしていれば、小腸や大腸の働きもスムーズです。東洋医学では胃の働きは生命活動を維持する最も重要な働きとされており、自然回復力や環境変化に順応しバランスを整える働きも担っていると考えられています。胃の働きが低下すると、様々な働きのバランスが崩れて行くとされます。胃の働きを維持する事が体調不良にならないためにも大切です。

この時間の特徴

胃が最も元気に動く時間帯です。前の時間帯である大腸の時間に老廃物を排泄した後、一日のエネルギーとなる食べ物を取り入れる働きをします。また、夜寝ている時間から活動へと切り替わる大切な時間でもあります。朝に飲食をすることは、胃の働きを活発にするためにも大切です。

顔のシワ（ほうれい線、目の下のクマなど）、胃腸の不調、猫背、上歯・歯茎の痛み・うずき、足首・ひざの動かしにくさ

胃経ストレッチ 1

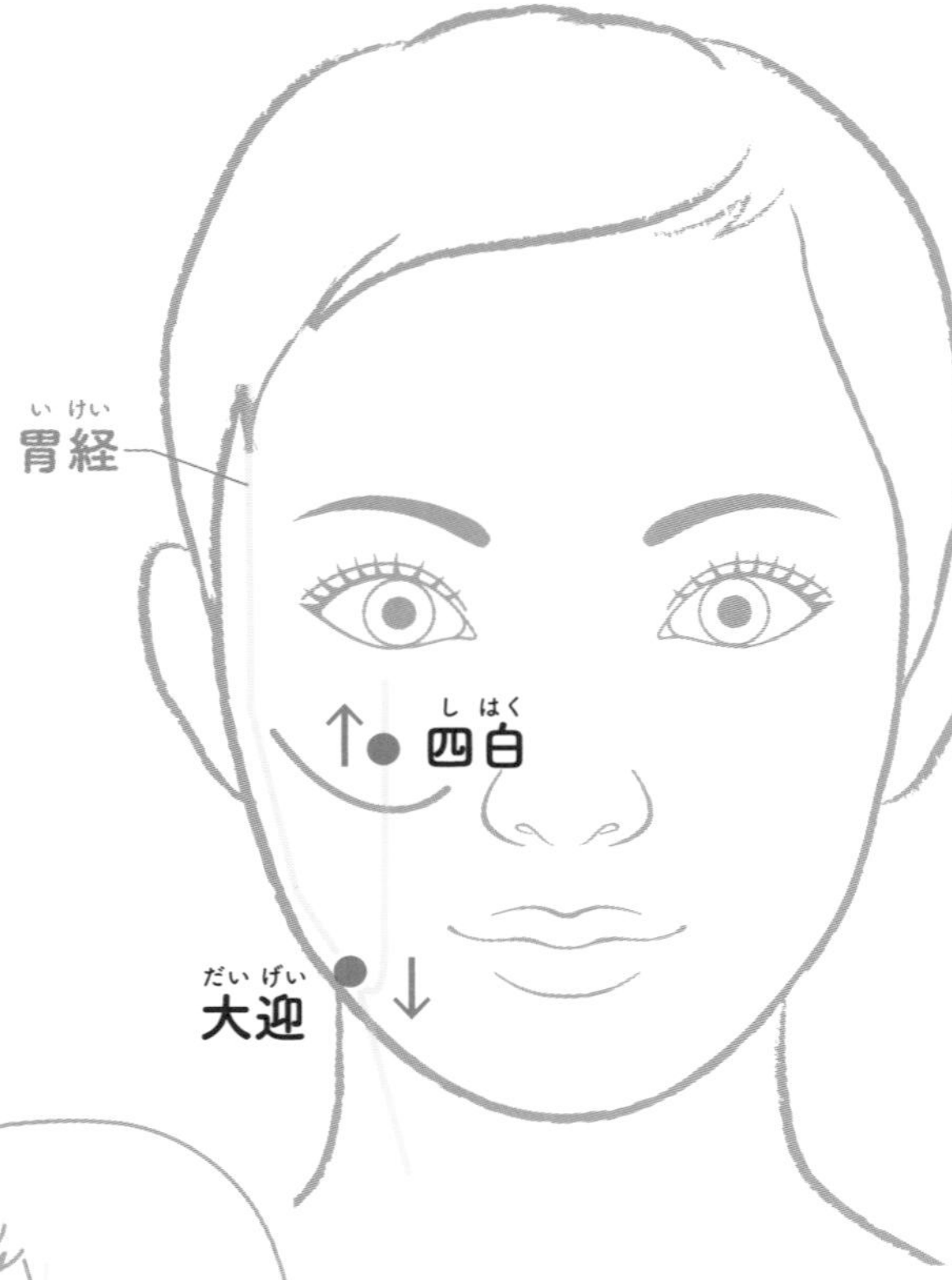

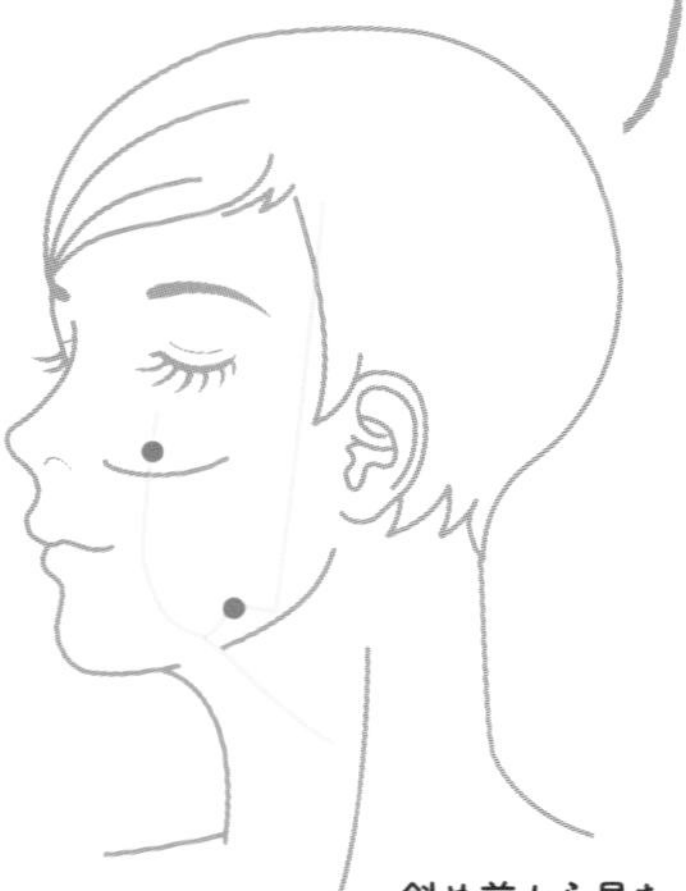

斜め前から見た
つぼの位置

四白　黒目の下。眼窩下線の下1寸のところ。親指1本分の位置。
大迎　下顎角の前方、指2本分弱の位置にある骨のくぼみ部分。

眼窩の真下の骨のくぼんだ所を指でおしながら、エラから少し口寄りの骨のへこみをつまんで、ほおの皮がのびるように軽く引っ張る。

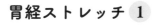

胃経ストレッチ 2

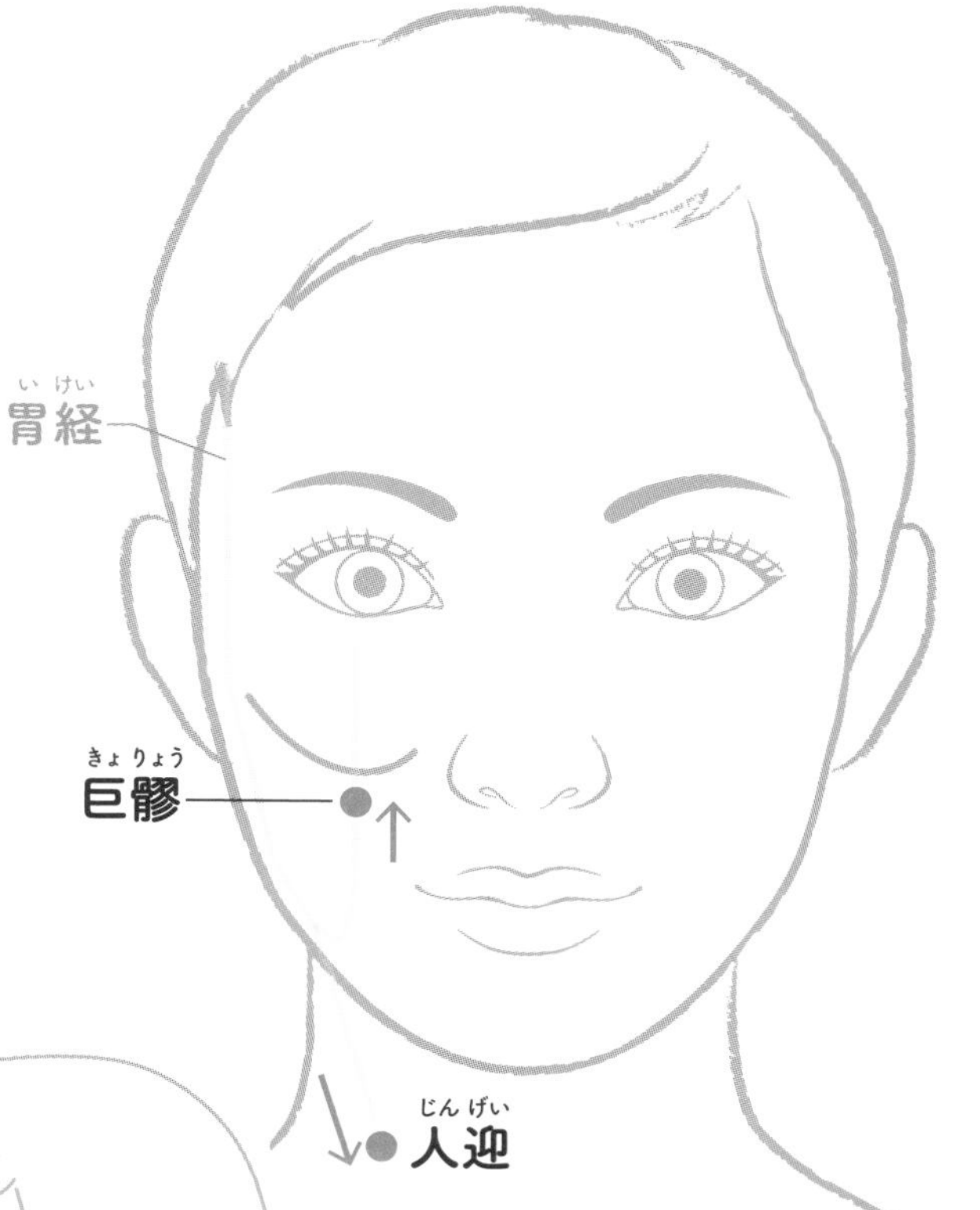

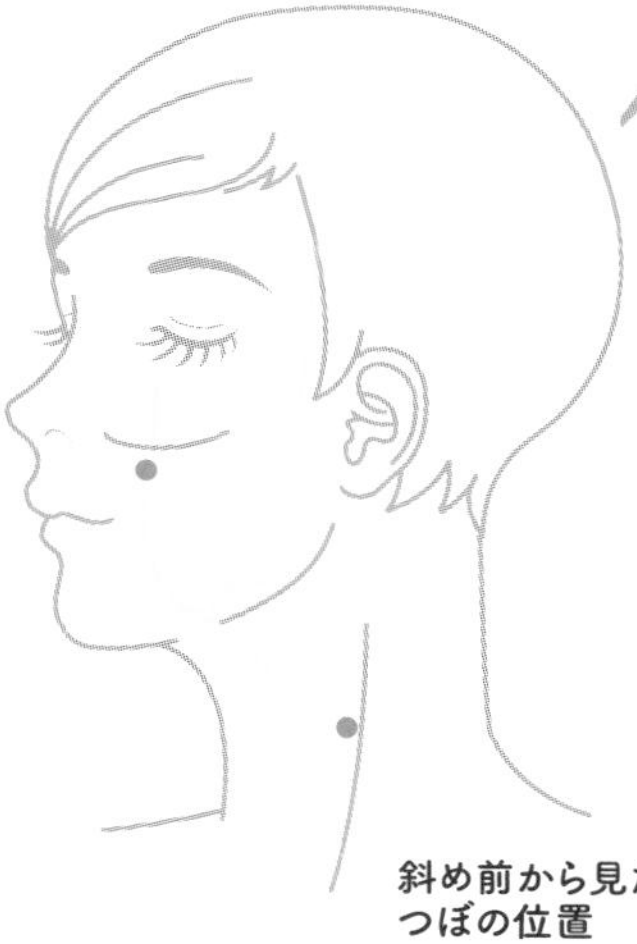

斜め前から見た
つぼの位置

巨髎　黒目の真下、ほお骨の下の肉の下線部分。
人迎　喉仏から少しずつ外側に指を動かし、脈を感じるところ。皮のたるみの奥にある。

目の下のほお骨の下縁を指でおしながら、喉仏の指2本外側をつまみ、ほおからのどの皮膚がのびるイメージで軽く引っ張る。

胃経ストレッチ 3

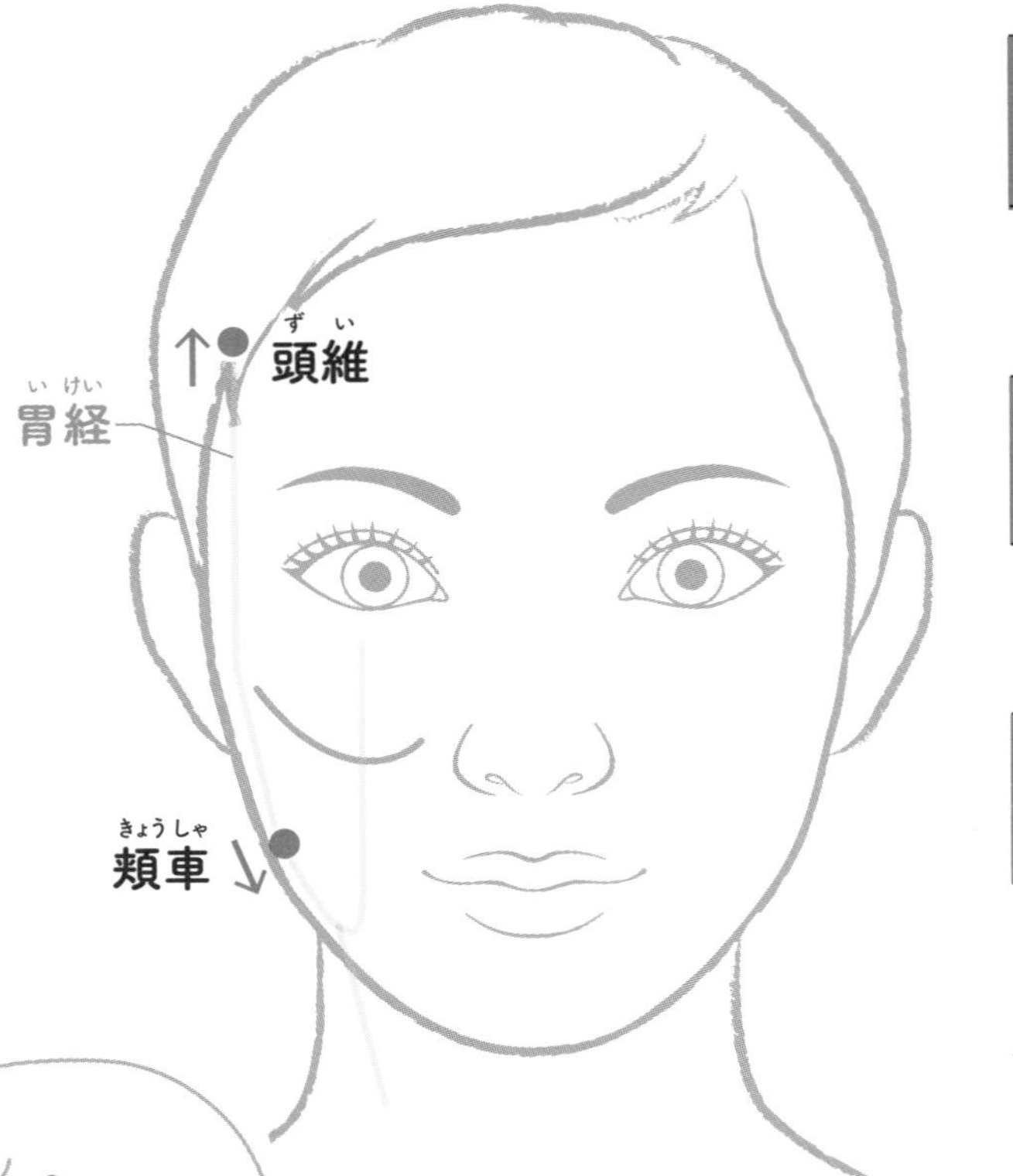

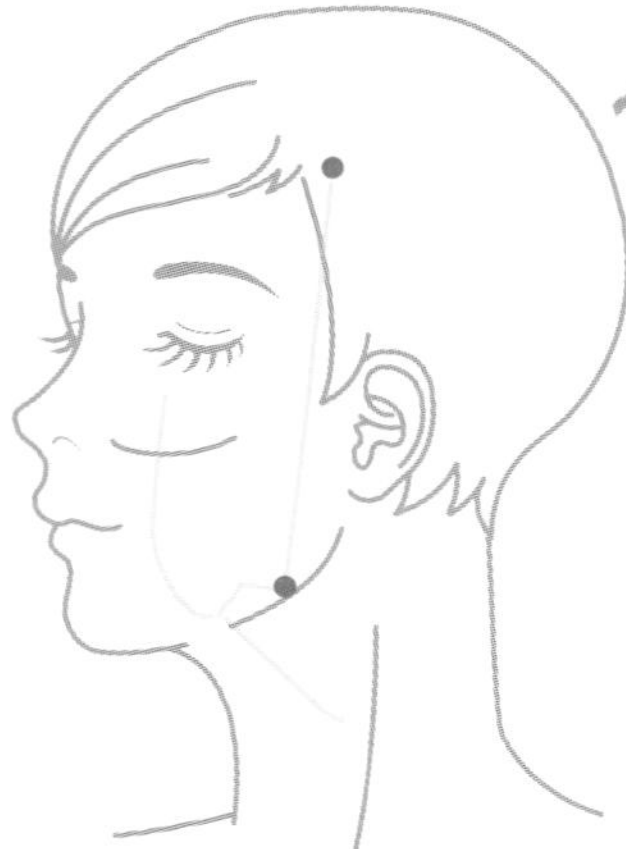

斜め前から見た
つぼの位置

頭錐　ひたいの角、髪の生え際から少し入ったところ。
頬車　下顎角上の、噛むと筋肉が盛り上がるところ。

エラの内側、歯を噛むと筋肉が盛り上がるところを軽くつまみながら、ひたいの角の髪の生え際に入ったところを指でおして、顎からこめかみの皮膚がのびるように軽く引っ張る。

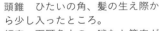

手足の効果的なつぼ

※内関（87P）も有効です。方法は20P参照。

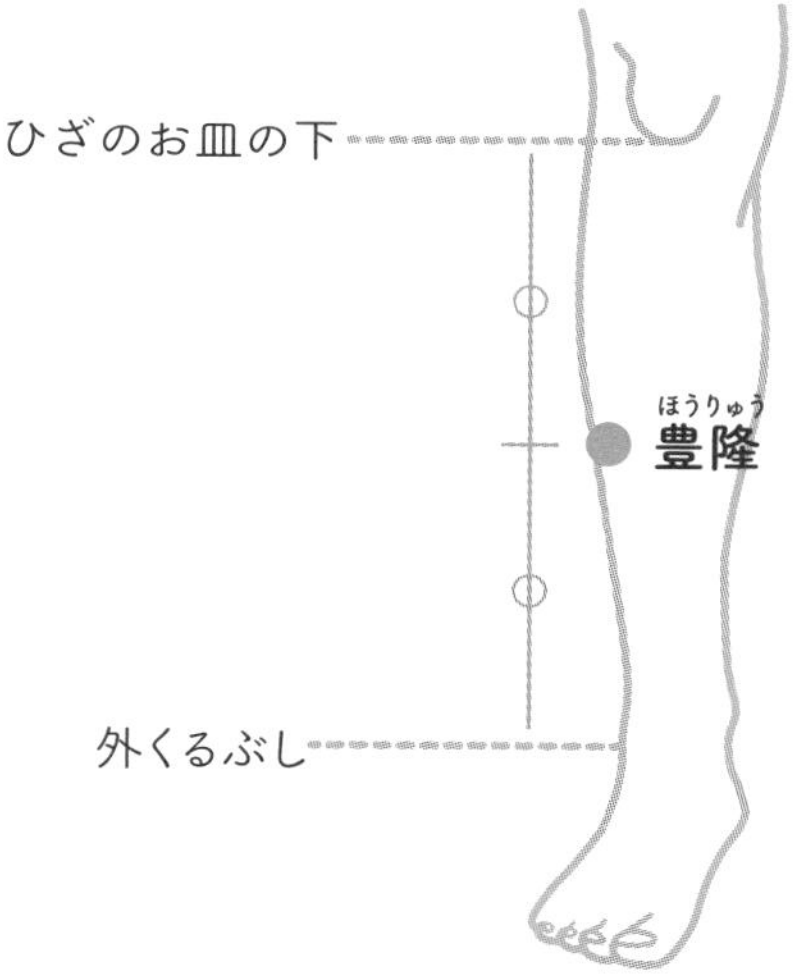

下腿前面の外側。外くるぶしとひざの真ん中、筋の溝にとる。

むくみ　代謝低下　胃腸の不調

下痢　身体が重だるい

この時間帯にだるい、身体が重いなどの不調を感じる人は、エネルギー代謝が低く、胃腸の働きが弱いと考えられます。

9:00〜11:00

脾経の時間

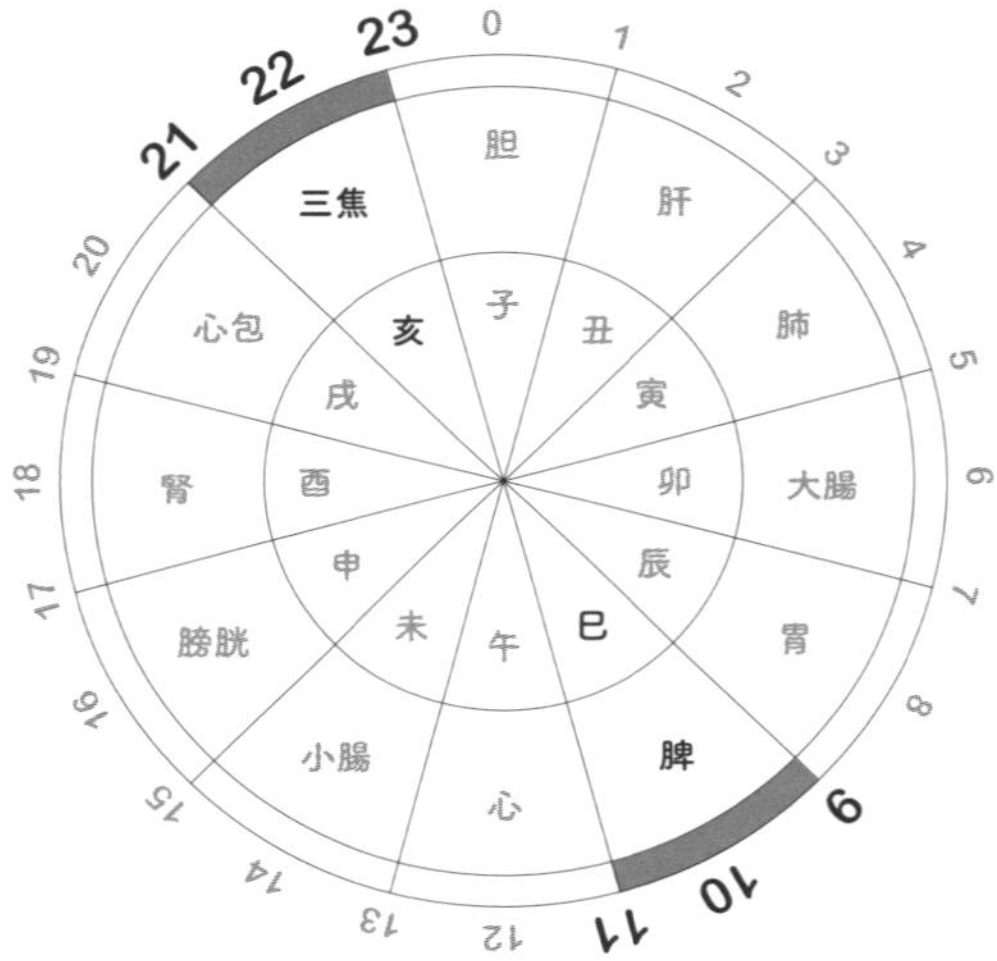

改善に効果的な時間

午前9〜11時　あるいは21〜23時

効果的な経絡ストレッチ

脾経ストレッチ（→三焦経ストレッチで代用）

脾経の働き

脾の経絡は足からお腹を引き上げ（腹部を内側から支え）、胃腸が活発に働く空間を作る役割をしています。これにより呼吸も入りやすくなります。横隔膜も動きが活発になることで、胃腸の働きや栄養代謝があがります。股関節の内側の動きとも深く関係します。

脾の働き

脾は胃腸の働きを調節し、栄養を補充・代謝させます。身体を活発に丈夫にし、成長を維持するのには脾の働きが大きく関係します。脾の働きが活発であれば栄養は上昇して肺・心を通して全身をめぐります。脾の働きが弱いと取り入れた栄養が代謝せず、身体に停滞してしまい、身体はむくみやすく、だるい・重い症状となります。

この時間の特徴

胃で受け入れた食べ物を、脾の働きで消化・栄養に変化させ取り込んで行く時間です。朝食を消化してエネルギーに変える時間で、脾の働きが活発であればこの時間から活動的になると考えます。朝ごはんを食べなければ胃の働きも活発にならず、脾で栄養を取り入れることもなくなってしまいますから、朝ごはんは大切です。

脾経ストレッチ 1

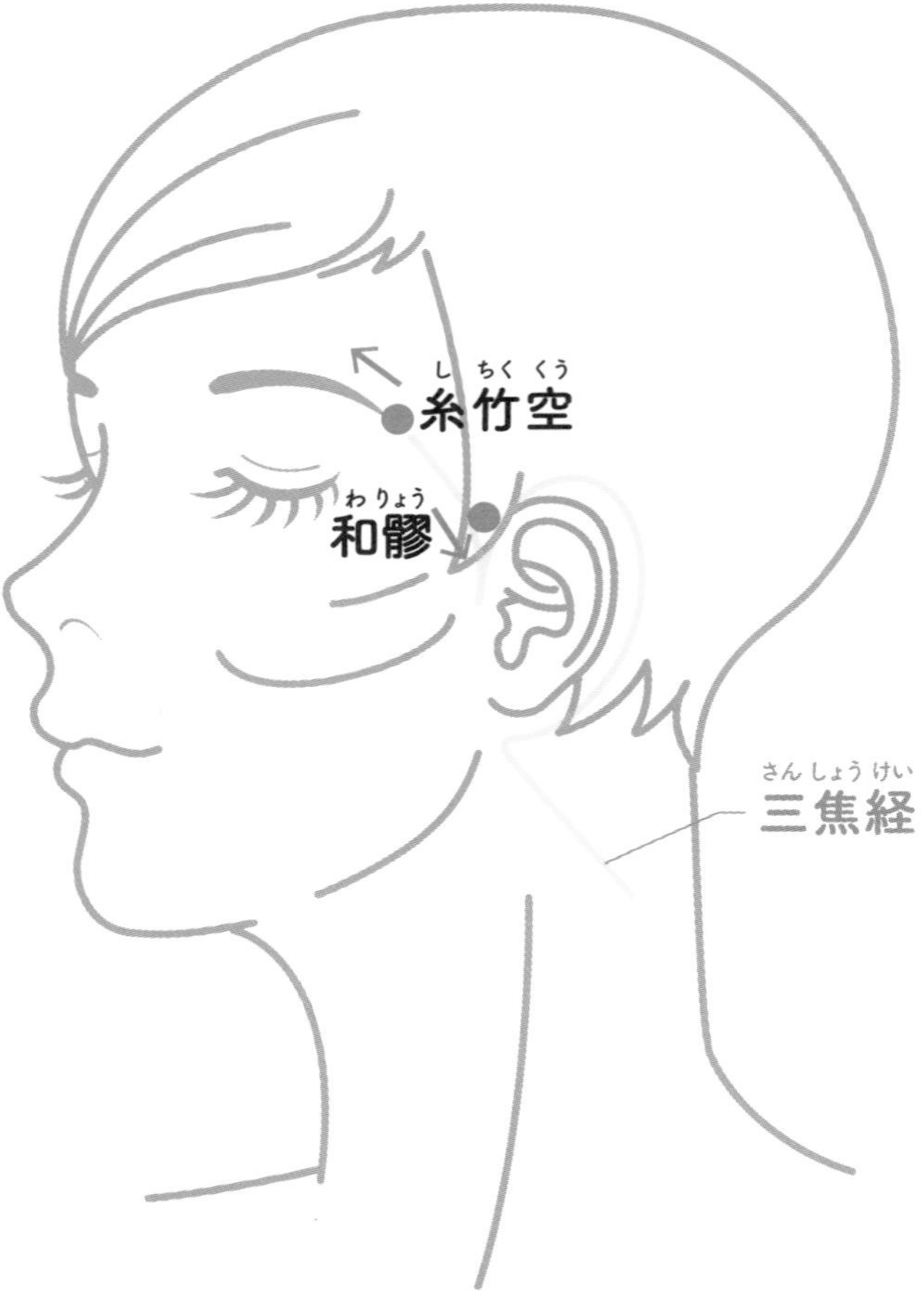

糸竹空　眉尻の外、へこんだところ。
和髎　側頭部のほお骨ラインの上、もみあげ付近。

眉頭外側のへこんだところと、もみ上げの指がひっかかるところを指でおして、その間の皮膚を離すように軽く引っ張る。

脾経ストレッチ 2

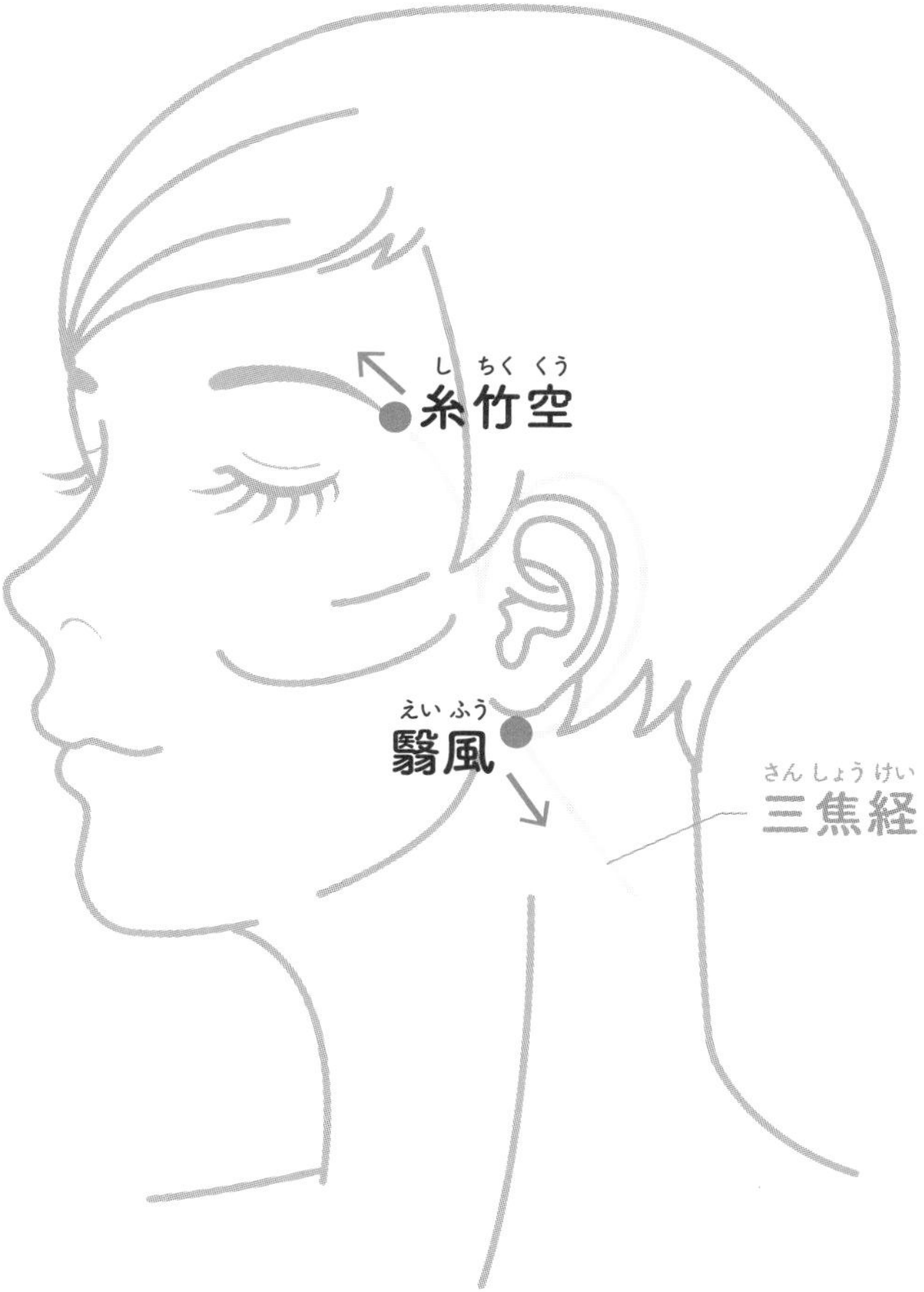

糸竹空　眉尻の外、へこんだところ。
翳風　耳たぶと乳様突起（耳の後ろの出っ張っている骨）の間のへこんだところ。

眉頭外側のへこんだところと、耳たぶ後下の付け根の部分とをおしながら、その間の耳と皮膚をのばすように軽く引っ張る。

手足の効果的なつぼ

※外関（92P）も有効です。方法は20P参照。

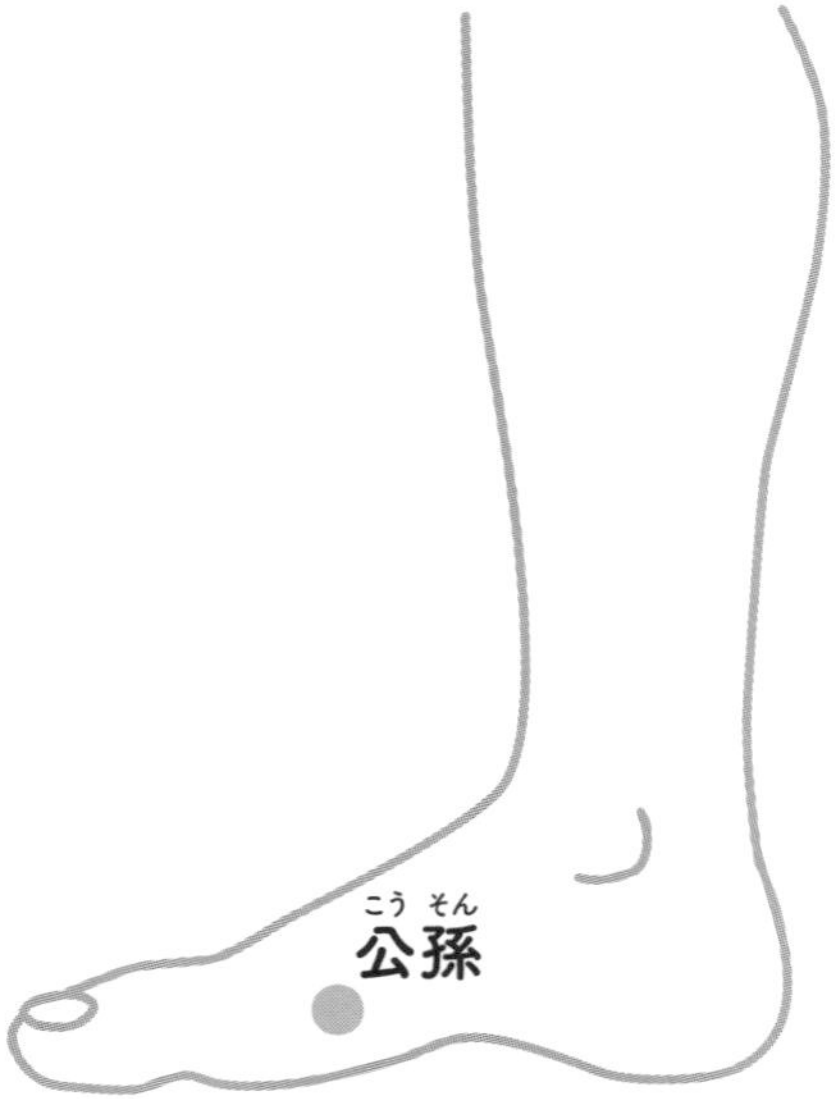

足の親指の内側（母指球《ぼしきゅう》の関節の内側）、親指1本分くるぶし側にある。

Column

イラっとしたら手足を動かす

脾は意識や思考の働きと関係が深いとされています。脾で代謝された栄養が気血として手足の経絡をめぐることで手足が動くと考えるため、脾は四肢（手足）を司るとも言われています。頭が働かず、手足がだるくなり、疲れやすいのだとしたら、脾が弱っていると理解しましょう。

座りっぱなしやPC、スマホなどで目や頭ばかりを使い手足を動かさない状態で、最も影響受けるのが脾の働きです。意識的に手足を動かす。これは栄養代謝と頭のバランスを取るためにも必要なことです。

また、ストレス状態で最も影響を受けるのが脾の働きでもあります。ストレスは大なり小なり誰にでもあります。このストレスを意識や頭に溜め込まないためにも、イラっとしたらとにかく動いてみましょう。ストレスエネルギーを手足で使うのです。

脾の働く時間帯は朝ごはんの後、また脾と子午流注の相互関係にある三焦は夜ごはんの後の時間帯です。食後2〜3時間くらいしたら少し手足を動かすということを習慣づけるだけで、栄養代謝と頭の働きが促され、仕事のパフォーマンスも上がると考えましょう。

冷え性
体温調節がうまくいかない
代謝が上がらない
睡眠・覚醒バランスの崩れ

11：00〜13：00

心経の時間

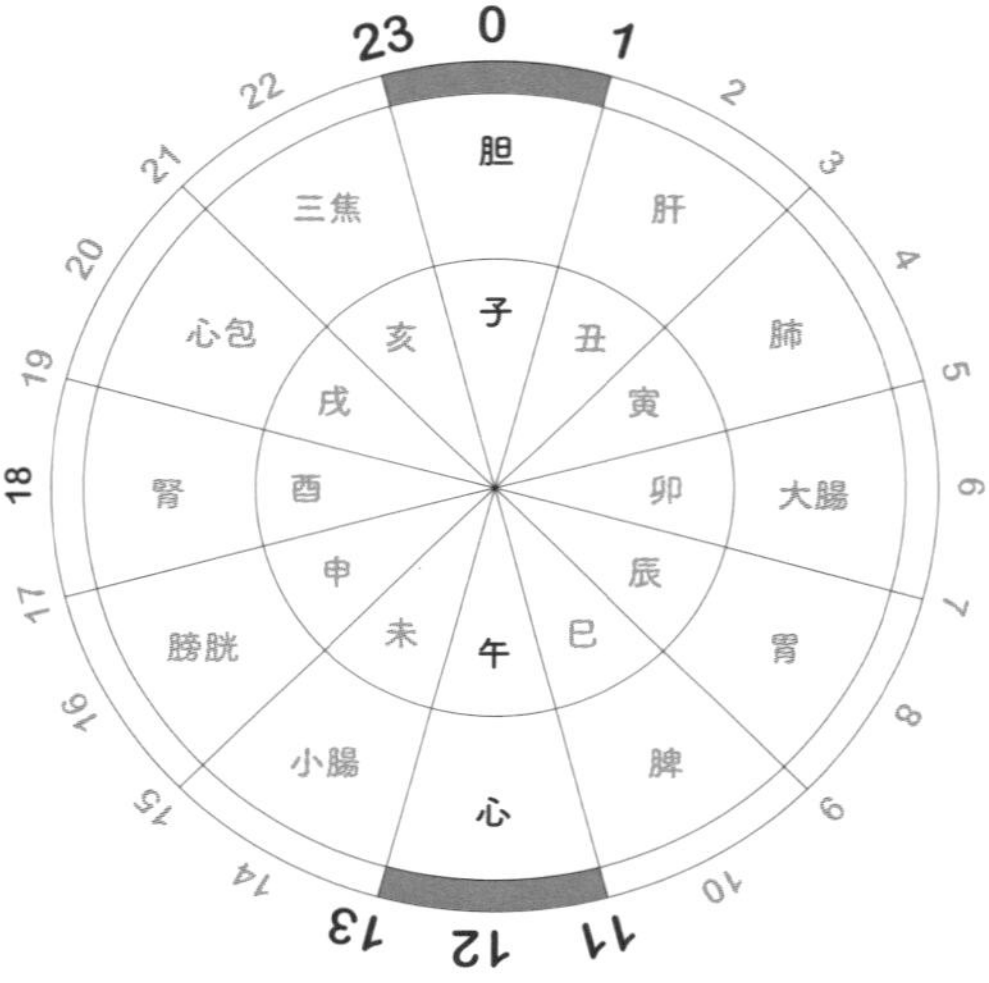

この時間帯に不調が出る人は、陰陽バランスが乱れて体温を上げる力が弱いと考えられます。太陽の光を浴びる必要があるので、昼休みは外で光を感じるようにしましょう。

改善に効果的な時間

11〜13時　あるいは深夜23〜1時

効果的な経絡ストレッチ

心経ストレッチ（↓胆経ストレッチで代用）

心経の働き

心臓の拍動に連動して肩の状態を緊張させたりリラックスさせたりする経絡です。肩から手の動きは心経が中心となって機能していると考えます。

心の働き

血脈によって火性の熱代謝と体温を維持しています。心は拍動によって熱を起こし、熱を分配したり、汗などによる発散で温度調節の中枢として機能しています。精神活動におけるココロの状態も心の働きの一側面なので、精神情緒の影響はそのまま心臓の拍動に影響します。心の働きは、余裕を持って拍動するのが良い状態です。心臓にもココロにも余裕がなくなると、熱代謝が偏っていきます。

この時間の特徴

命を主る心の働きが最も活発になる時間です。太陽が最も高くなる時であり、一日の中でも外気の陽気が上がる時間です。身体を使って陽気を活発にし、全身にめぐらせます。オフィスワークで室内にいる人は外に出て日を浴びるだけでも、心を機能させることができると考えます。また、陽が極まり陰へ切り替わる時間でもあるので、午前中のやるべきことをしっかりやって一区切りつけたり、ちょっとブレークを入れて落ち着くことで陰陽の切り替わりを促すことができます。この切り替わりを作らないと陽気が落ち着かず、夜の睡眠に影響しやすくなると考えましょう。

心経ストレッチ 1

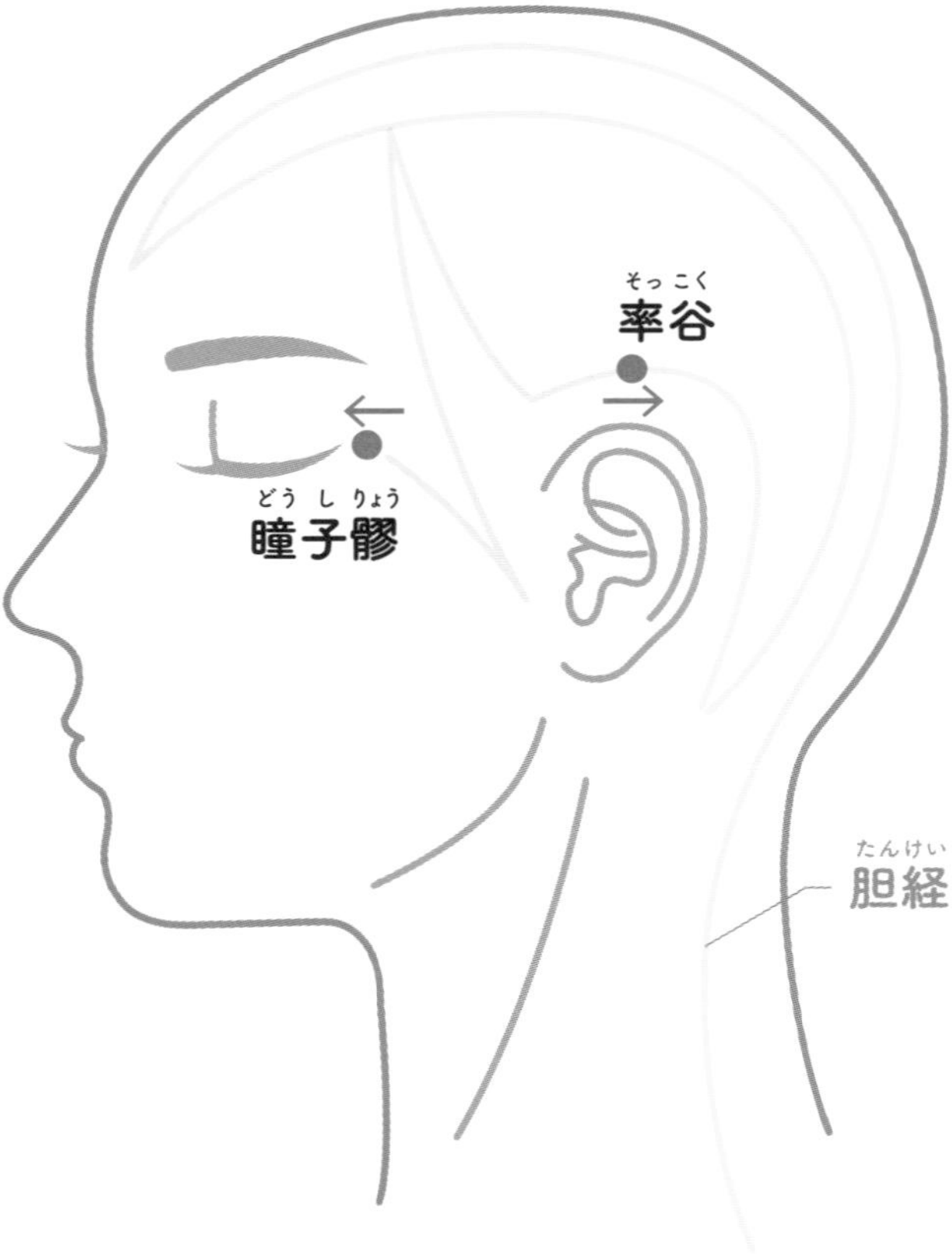

瞳子髎　目尻の外側の骨のへこんだところ。
率谷　耳の先端、側頭部の指2本上の位置。

目尻にあるくぼみと、耳の先端の上、指2本分の位置をそれぞれ指でおしながら、目尻と側頭部の皮膚をのばすように軽く引っ張る。

心経ストレッチ 2

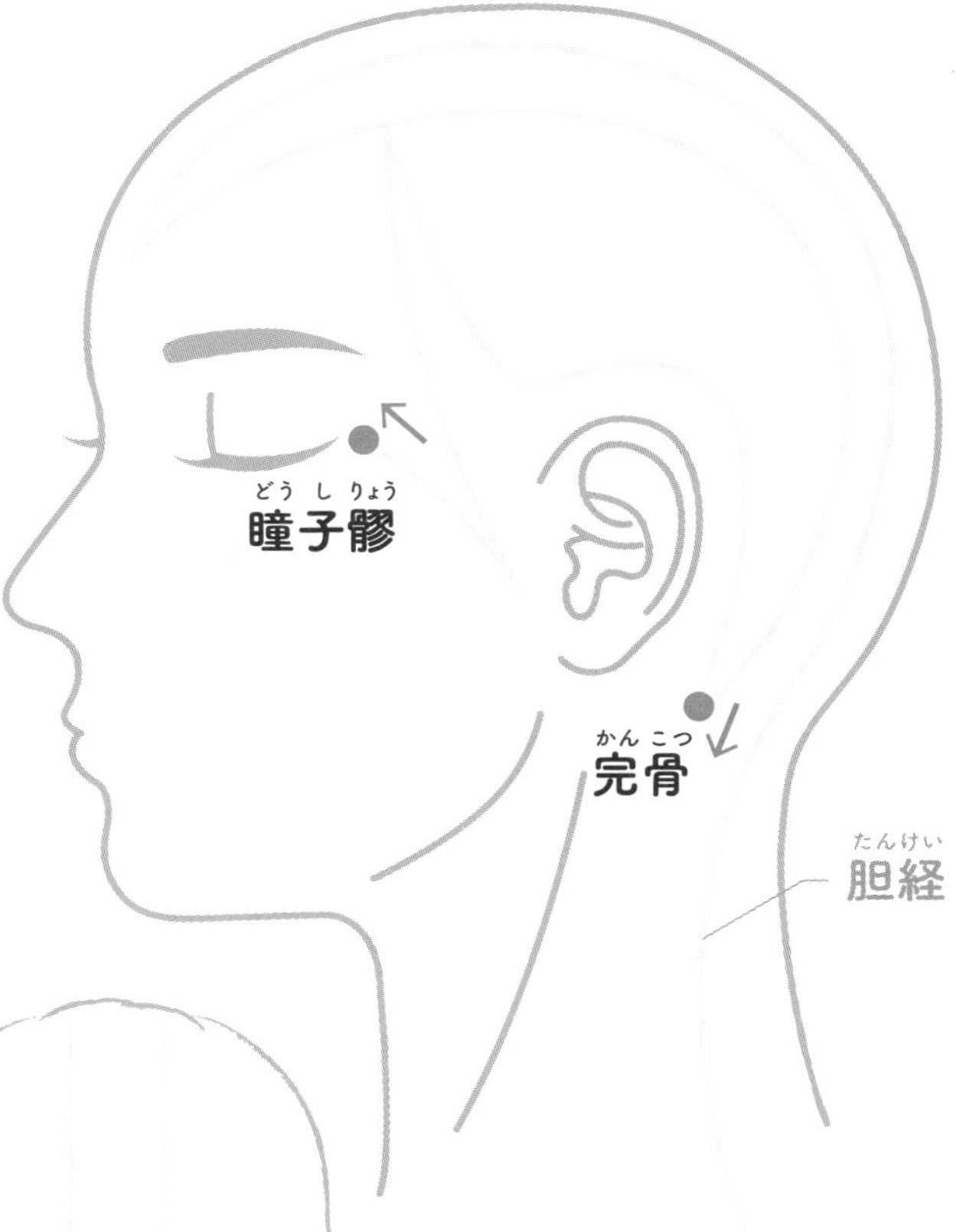

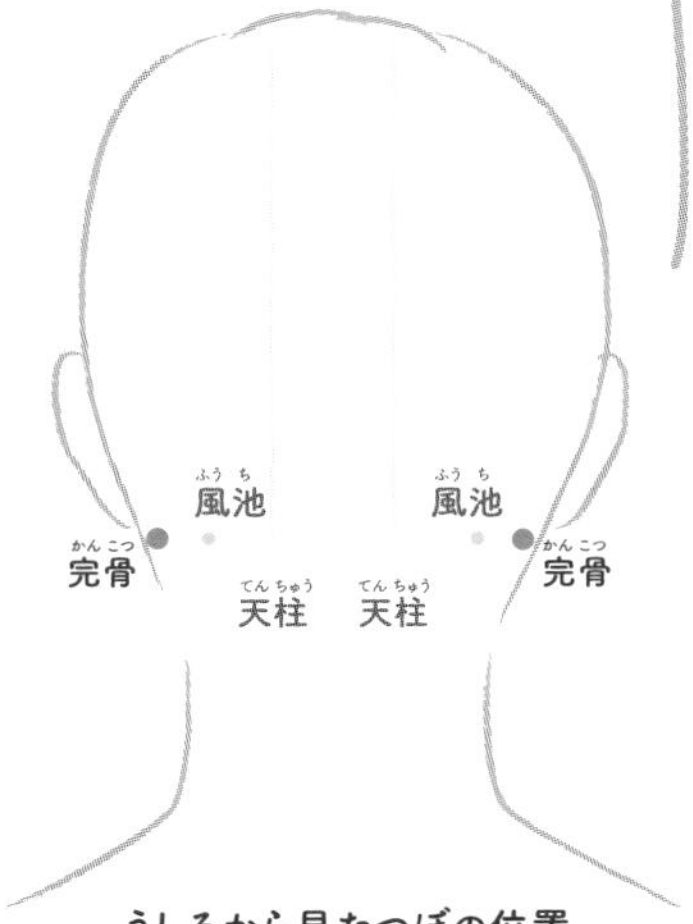

うしろから見たつぼの位置

瞳子髎　目尻の外側の骨のへこんだところ。
完骨　耳の後ろの出っ張っている骨（乳様突起）の先端の後ろにあるへこんだところ。

目尻にあるくぼみと、耳の後ろにある出っ張った骨の下を、それぞれ指でおしながら、目尻と耳後をのばすイメージで軽く引っ張る。

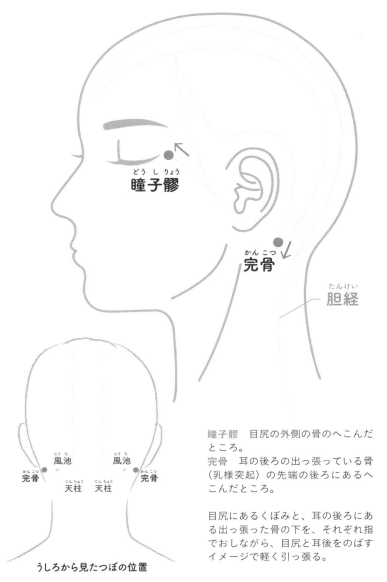

心経ストレッチ 3

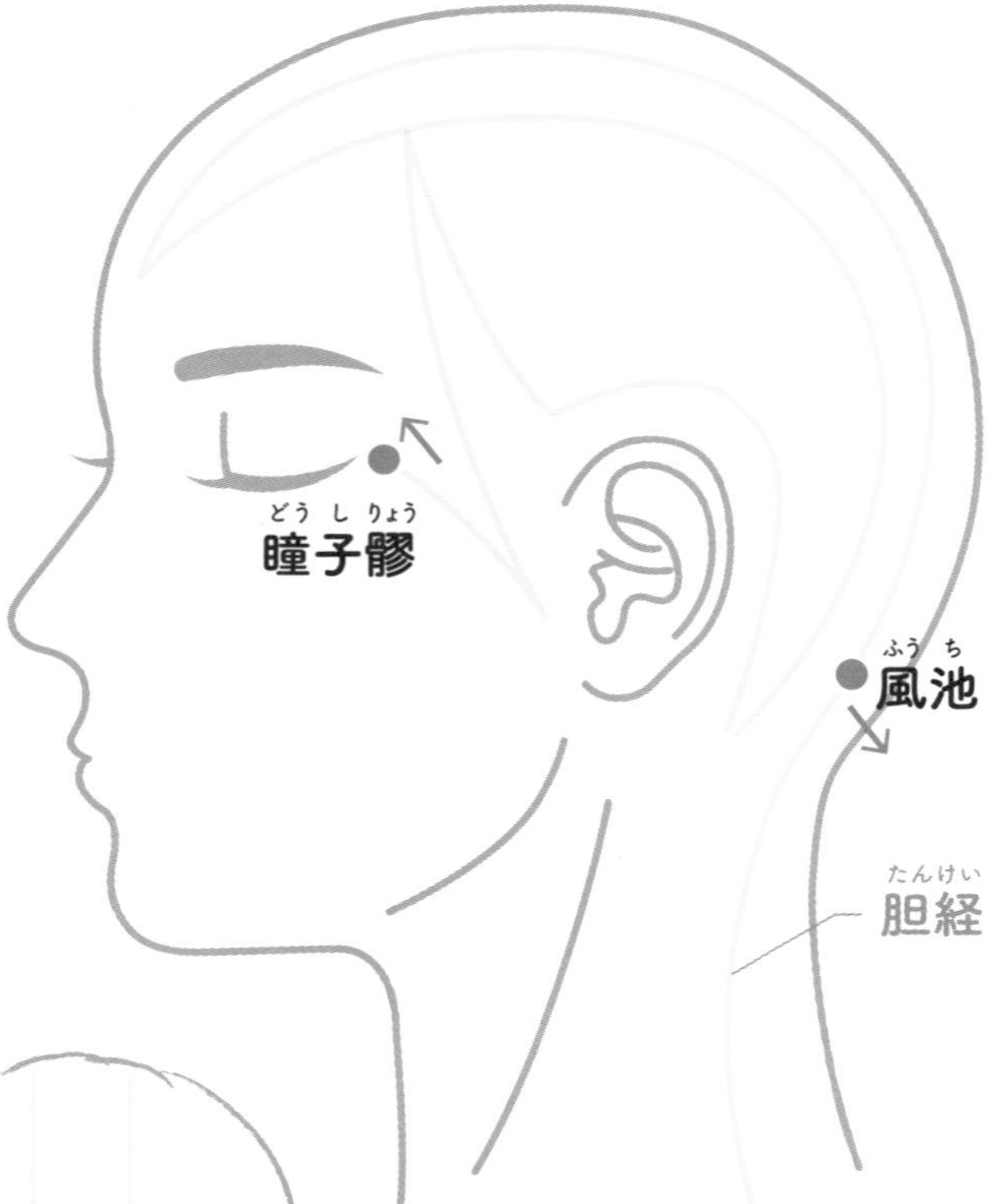

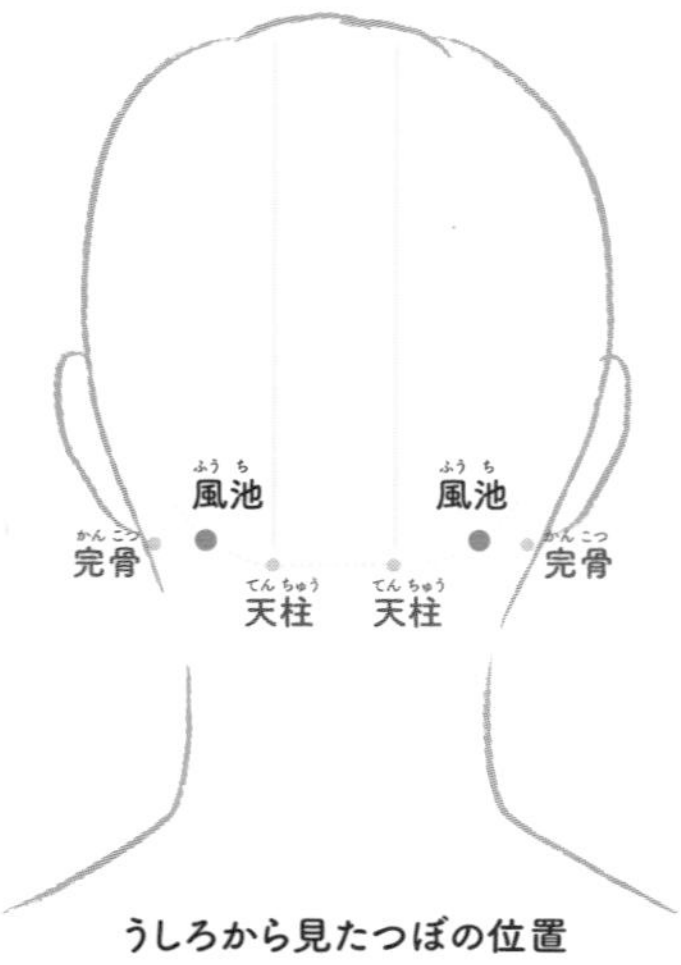

うしろから見たつぼの位置

瞳子髎　目尻の外側の骨のへこんだところ。
風池　後頭部の髪の生えぎわにある、僧帽筋（背中の筋肉）と胸鎖乳突筋（首の側面につたう大きな筋肉。耳の下の乳様突起から鎖骨、胸骨までつながる）の間のへこみ。

目尻にあるくぼみと、後頭部の髪の生え際、僧帽筋と胸鎖乳突筋の筋の間のへこみを、それぞれ指でおしながら、目尻と耳の後ろをのばすイメージで軽く引っ張る。

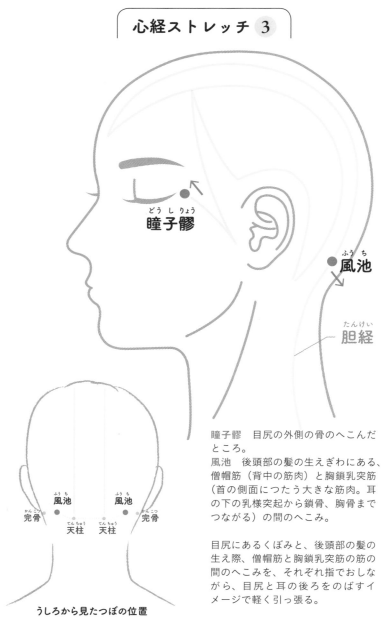

手足の効果的なつぼ

※光明（27P）も有効です。方法は20P参照。

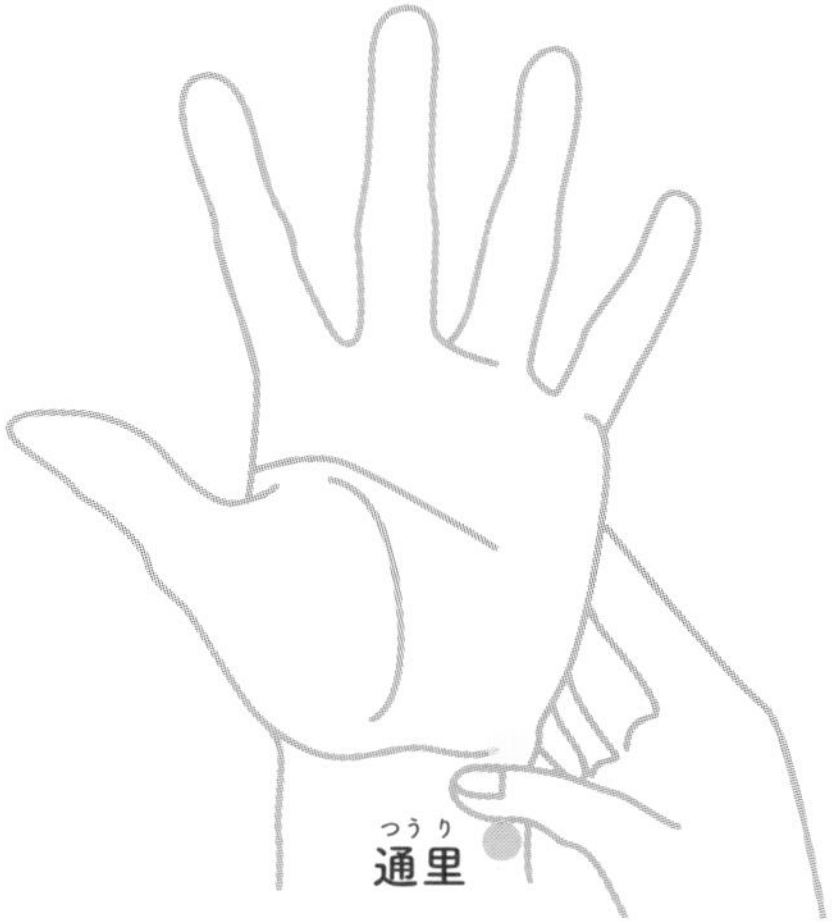

手の平側の手首のところ、ぽこっと出た
骨（豆状骨）の親指1本分、上のところ。

熱がこもるなどの体温調節の不調

大・小便の不調

肩からひじ内側・小指ラインの痛みや違和感

胃腸の不調

この時間帯の不調は、肩周りがかたくなって、熱の発散がうまくいっていないことが原因と考えられます。

肩を回して経絡を促すのが良い時間と言えます。

13：00〜15：00

小腸経の時間

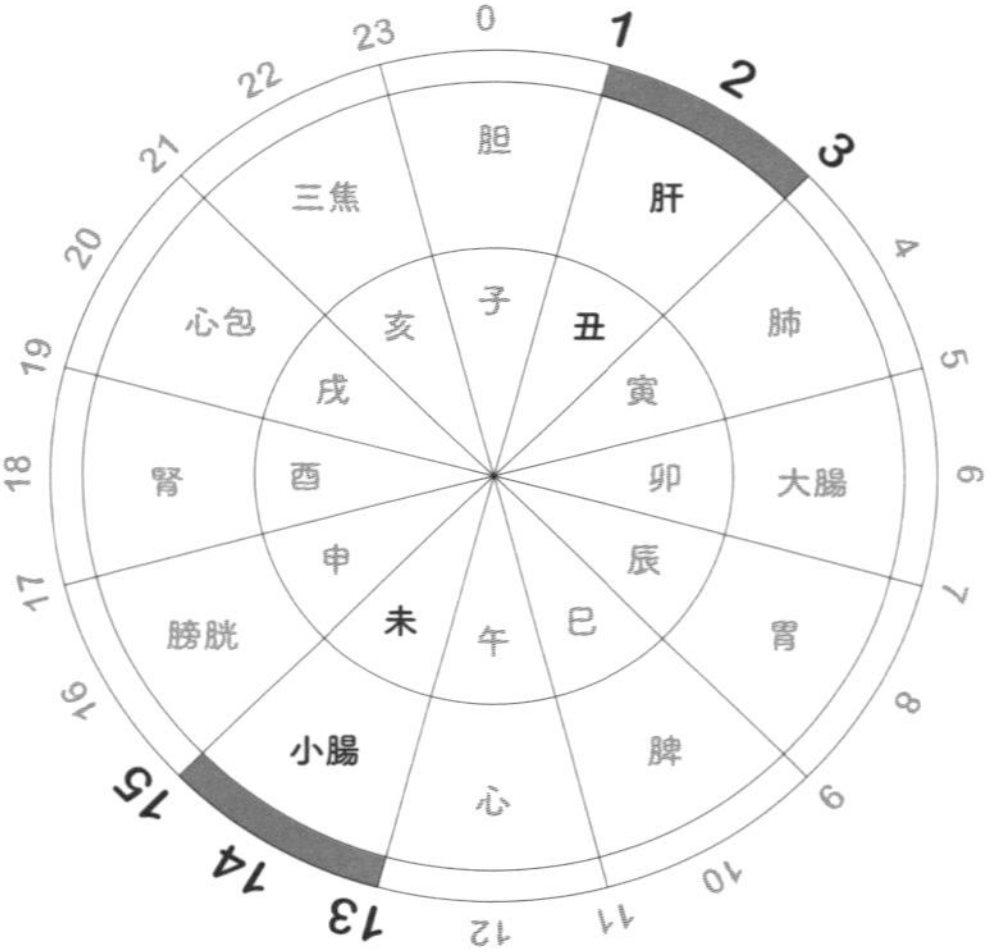

改善に効果的な時間

13〜15時　あるいは深夜1〜3時

効果的な経絡ストレッチ

小腸経ストレッチ

小腸経の働き

小腸経は背部の肩周りをめぐり、心経と共に上肢を動かし機能させている経絡です。肩周りは熱を発散する場所であり、心の体温調節を経絡として調節しています。小腸が冷えると肩甲骨周りや肘の内側や小指のラインが引きつったりしてきます。

小腸の働き

胃で消化したものを受けて、吸収する栄養と排泄するものとを分類します。小腸では血液など体内に止まる体液を吸収する役割があり、心の血脈の働きを血液の補充の面から支えていると考えます。

この時間の特徴

心で活発になった熱を受けて、脾・胃で処理した栄養を陰の成分と陽の成分に分類する時間帯です。陰の成分は吸収されて経絡へと運ばれ、陽の成分は糟粕（カス）と水分に分類して大腸と膀胱へと運ばれます。昼ごはんの食べすぎや冷たいものの取りすぎで小腸の働きが鈍ると、この栄養の分類ができず、吸収や排泄に悪影響がでるので要注意です。肩を回して経絡を促すのが良い時間と言えます。

熱がこもるなどの体温調節の不調、大・小便の不調、肩からひじ内側・小指ラインの痛みや違和感、胃腸の不調

小腸経ストレッチ 1

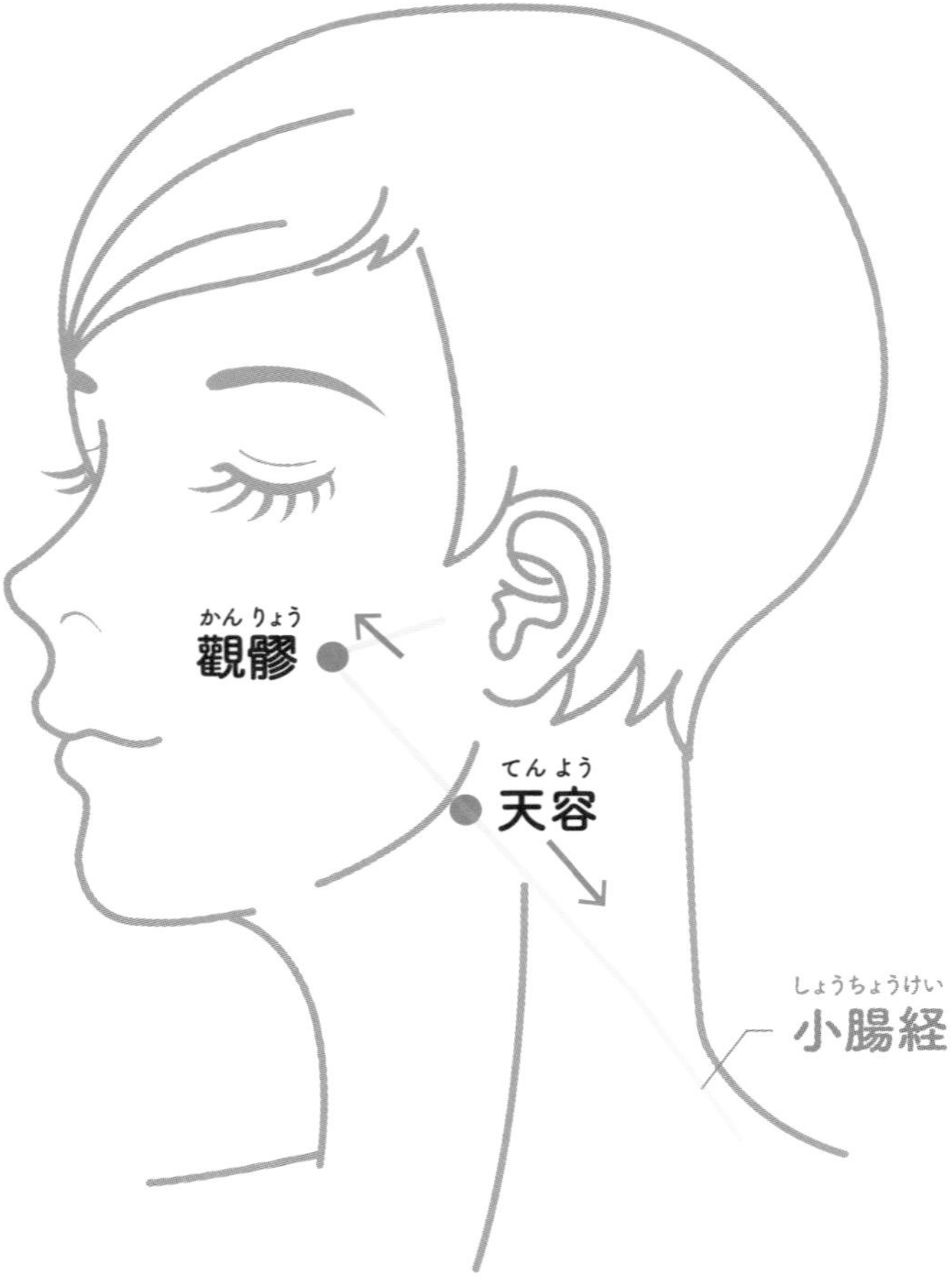

顴髎　ほお骨の下線、目尻の直下の位置。
天容　耳の後ろの骨（乳様突起）の先端の前に位置する、首の側面の太い筋肉（胸鎖乳突筋）の内側のへりのところ。

目尻下のライン、ほお骨の下辺りの少しくぼみがあるところに指を引っ掛けるようにしながら、顎角の下をほおの皮がのびるように軽く引っ張る。

小腸経ストレッチ 2

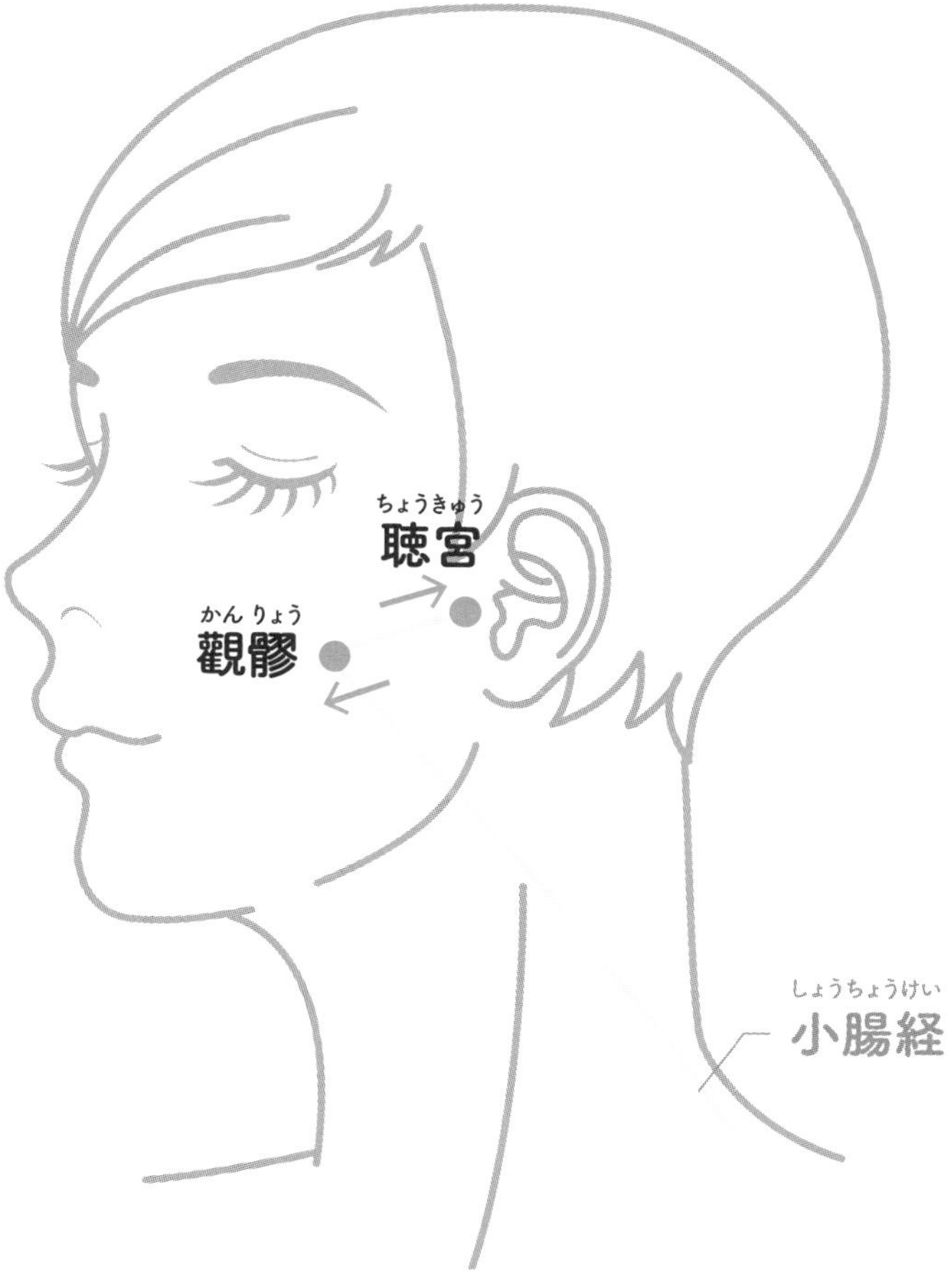

顴髎　ほお骨の下線、目尻の直下の位置。
聴宮　耳前部、耳珠の前の位置。

目尻下のライン、ほお骨の下辺りの少しくぼみがあるところに指を引っ掛けるようにしながら、耳前部のくぼみを指でおし、ほおと耳の間の皮膚をのばすように軽く引っ張る。

手足の効果的なつぼ

※蠡溝（32P）も有効です。方法は20P参照。

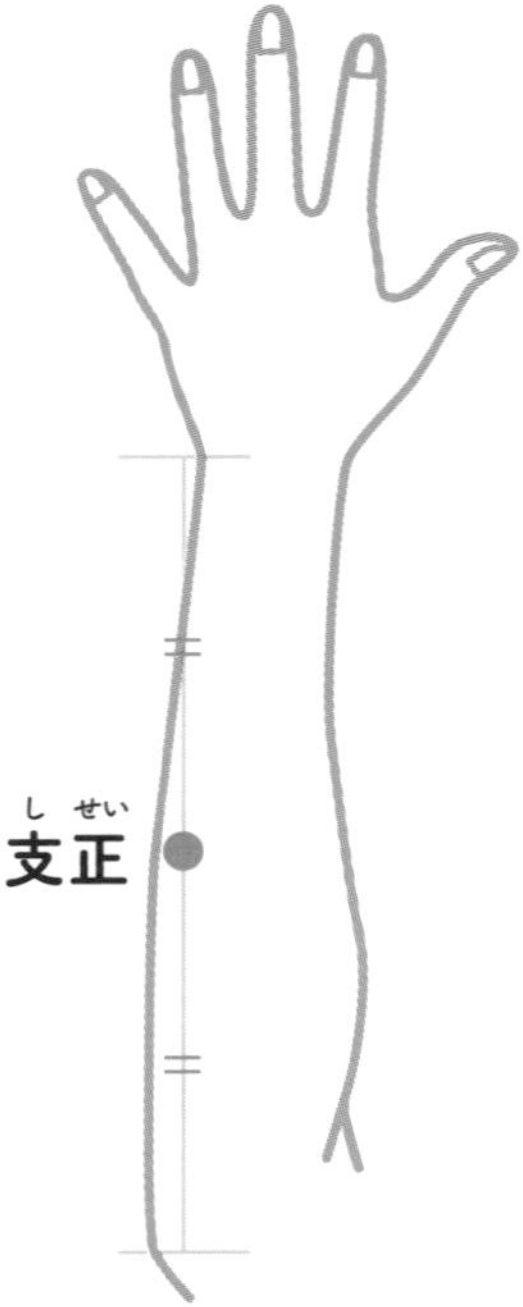

前腕の小指側、肘と手首の真ん中あたりの位置。

Column
小腸経のこと

1 ココロと肩の話

小腸経は肩甲骨をめぐり、肩の状態を左右する経絡です。また東洋医学では、胃腸の働きと意識やココロの状態は相互に影響し合っていると捉えます。長時間同じ姿勢で仕事をして肩が凝っている時は、意識やココロも固まって腸の働きも悪くなっていると捉えることができます。逆に、肩が凝らないように定期的に動かしていれば、意識も腸の働きも柔軟になるとも言えます。集中した後は、肩から脱力する事を心がけましょう。

2 太らない小腸の時間

小腸の働きは心の熱を受けて活発になります。そのため小腸経の時間である13－15時は完全消化がされやすく、エネルギーとしての熱代謝も活発になる、太りにくい時間と言えます。カロリー高めのご飯やおやつは小腸の時間に食べるのが正解です。

3 小腸と消化力と免疫

小腸には免疫の要となるリンパ球の60％が集まっていると言います。小腸の働きが低下すれば免疫機能も低下するということです。アレルギーやリウマチなどの自己免疫疾患は、小腸の働き低下と関係があります。腸の働きをよくするためには、冷やさないこととストレスを溜めないことが重要です。

頻尿・夜尿

不眠

15:00〜17:00
膀胱経の時間

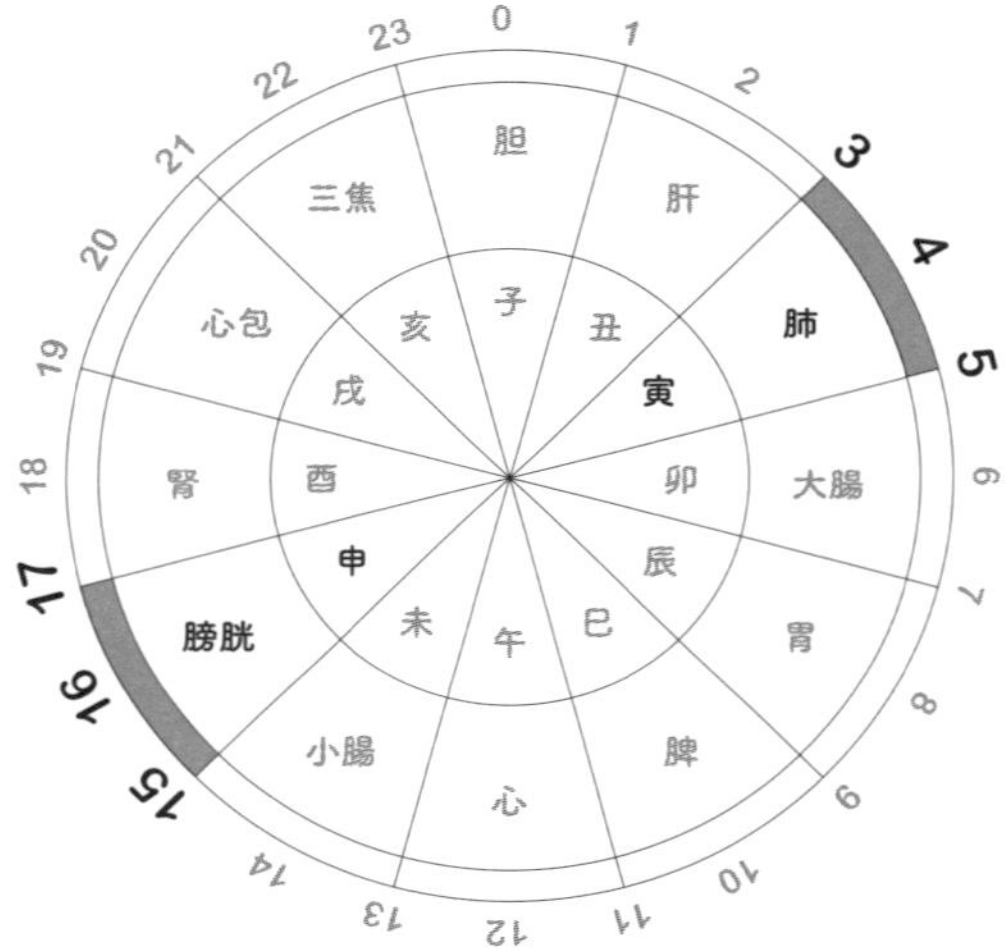

この時間帯の不調は背中や背筋が固まっている可能性があります。膀胱経に陽気がめぐらないと、夕方以降の生理バランスの準備ができなくなります。

改善に効果的な時間

15〜17時　あるいは明け方3〜5時

効果的な経絡ストレッチ

膀胱経ストレッチ

膀胱経の働き

目から前頭葉をめぐり、身体の背部で背骨を支える経絡です。

覚醒している間はスイッチが入る経絡なので、起きている時は適度に緊張しています。日中の太陽を浴びて陽気を受けると、膀胱経も活発になると考えます。寝る時に重力から解放されて緊張が解れると、陽気は内臓へと向かい身体の活動は停止し目が閉じて睡眠となります。

背部の緊張は膀胱の緊張を生み出します。寒い時に背中側の膀胱経が緊張すると、膀胱も緊張してトイレが近くなります。

膀胱の働き

不要な水を尿として集め排泄します。

この時間の特徴

陽気が最も多くめぐる膀胱の経絡が活発になる時間です。生理学的にも16〜18時が体温が最も上がる時間となります。昼間の心の熱によって身体の熱が最も温まる時間と考えてよいでしょう。

この時に膀胱経のめぐる背部に陽気が充実すると、膀胱の気化する力があがり、不要な熱を尿で排泄させやすくし、夜のクールダウンに備えます。適度に動いてジワリと汗をかいたり、背部のストレッチをするのに最も適している時間と言えるでしょう。

膀胱経ストレッチ 1

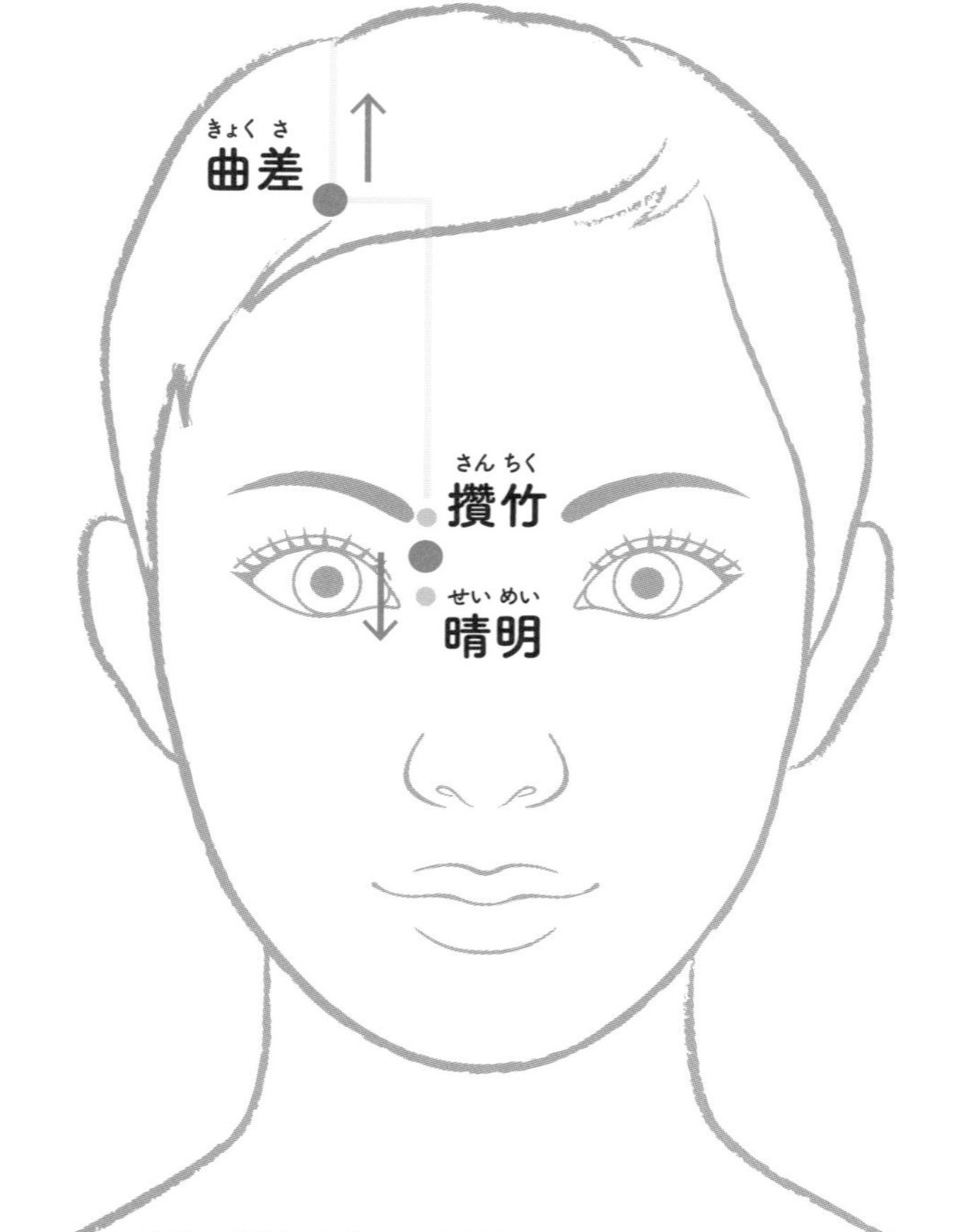

攢竹　眉頭の少しへこんだところ。
晴明　目頭のところ。眼窩のへり。
曲差　髪の生え際の髪の中、真ん中より指２本分、外側の位置。

目頭に親指を当てて、眉頭のちょっと上を人差し指でつまみ、眉頭の線上の髪の生え際を指2本でおしながら、ひたいの皮膚がのびるように軽く引っ張る。

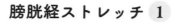

膀胱経ストレッチ 2

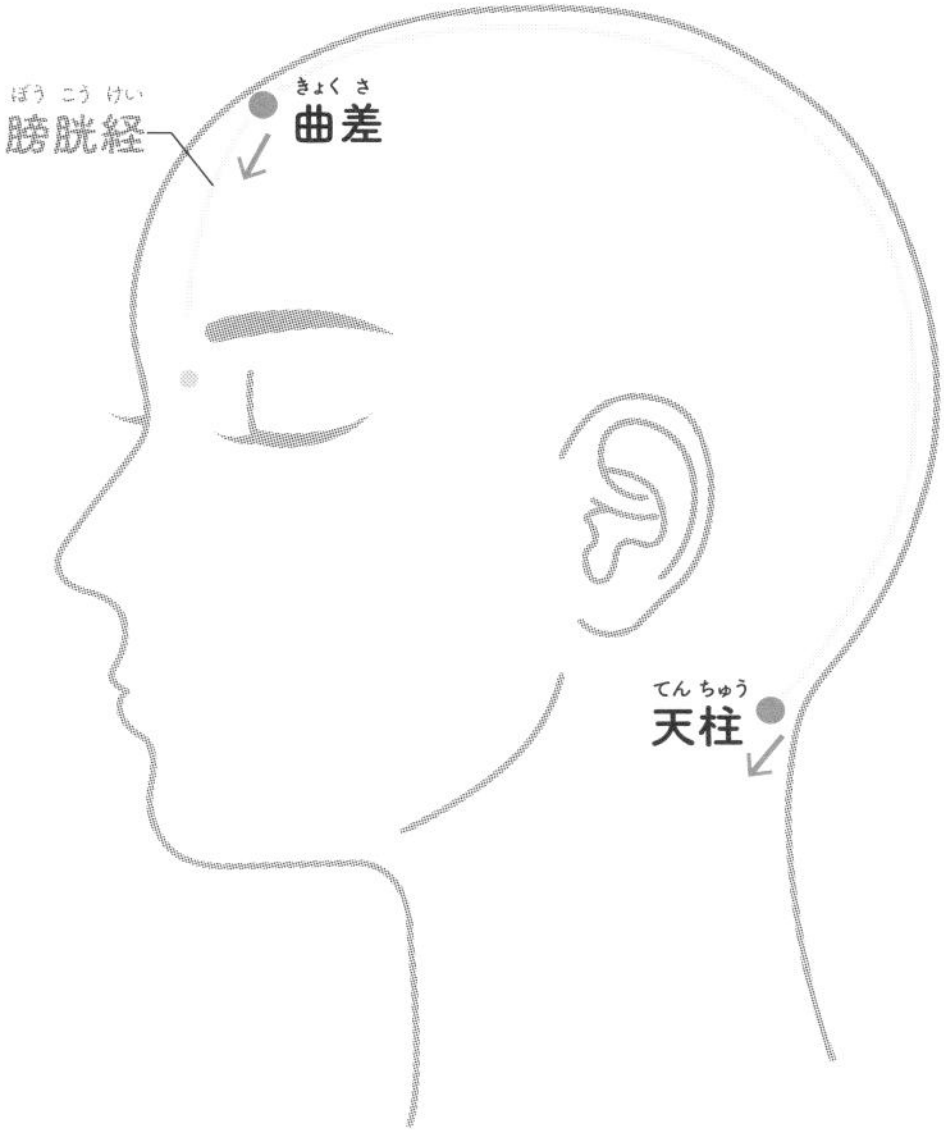

曲差　髪の生え際の髪の中、真ん中より指2本分、外側の位置。
天柱　後頭部の髪の生え際、真ん中より指2本分弱、外側の位置。

眉頭の線上の髪の生え際と、後頭部の僧帽筋の付け根を、それぞれ指でおしながら、頭皮を引き延ばすイメージで軽く引っ張る。

横から見たつぼの位置

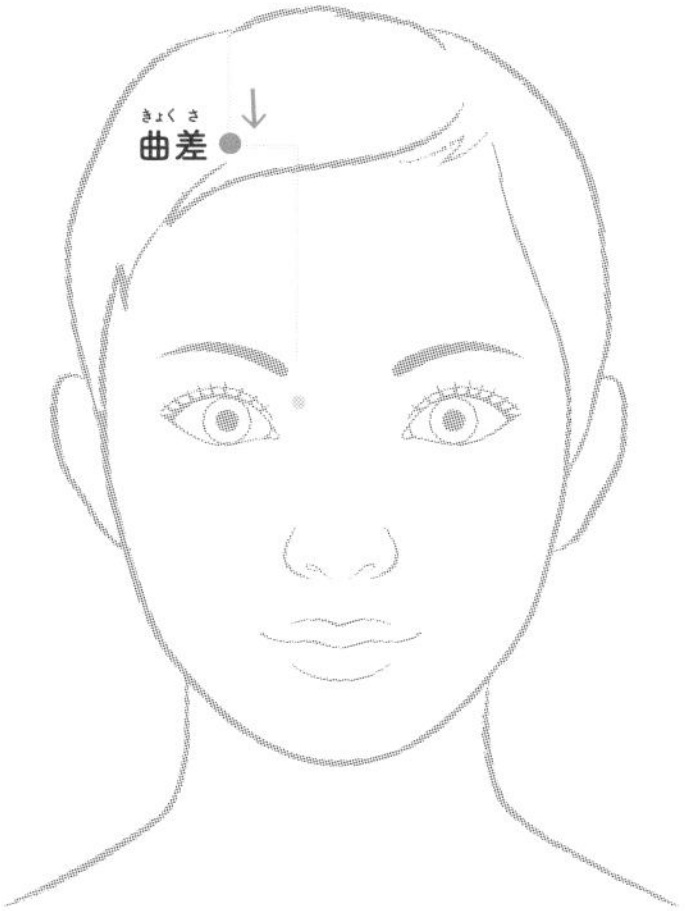

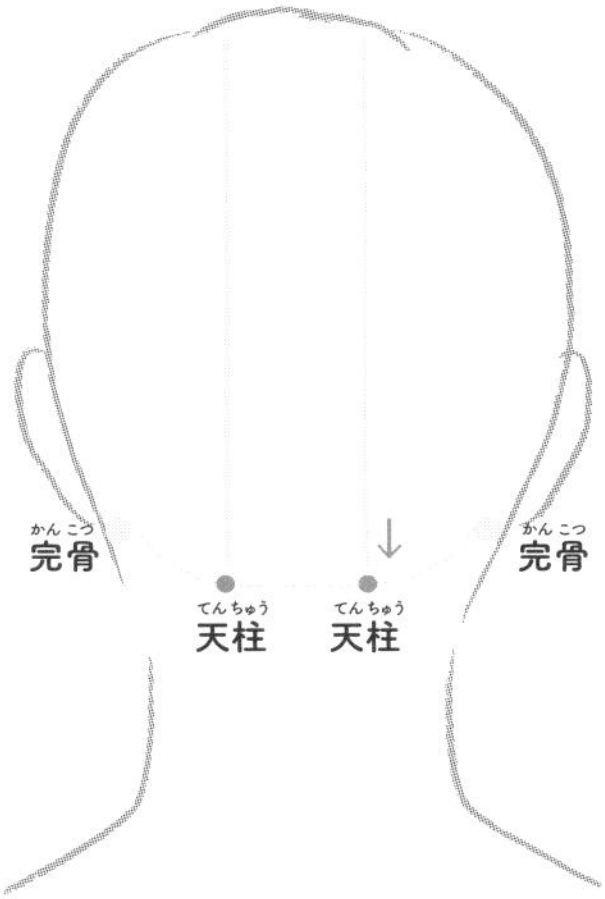

うしろから見たつぼの位置

膀胱経ストレッチ 3

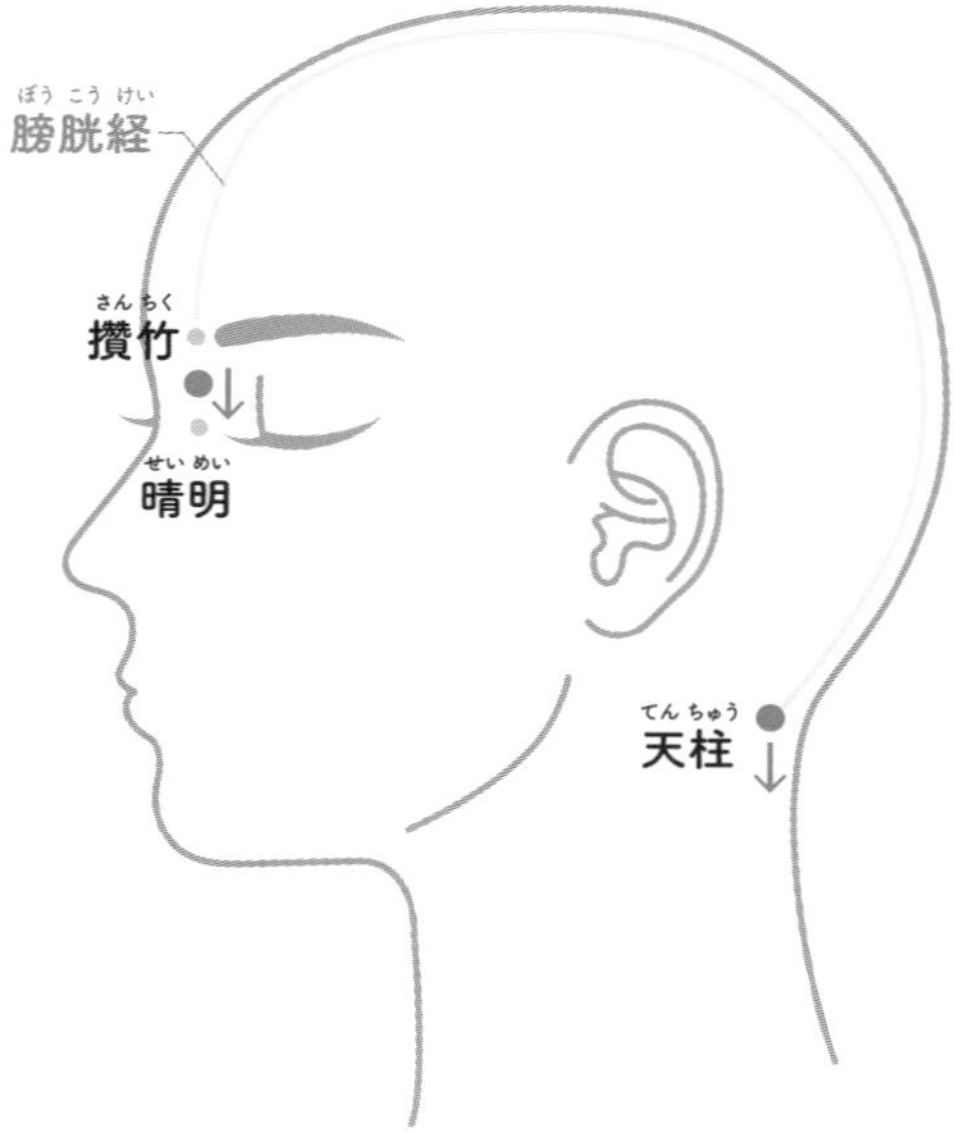

横から見たつぼの位置

攅竹　眉頭の少しへこんだところ。
晴明　目頭のところ。眼窩のへり。
天柱　後頭部の髪の生え際、真ん中より指2本分弱、外側の位置。

目頭に親指を当てて、眉頭のちょっと上を人差し指でつまみ、後頭部の僧帽筋の付け根を指でおしながら、ひたいの皮膚がのびるように軽く引っ張る。

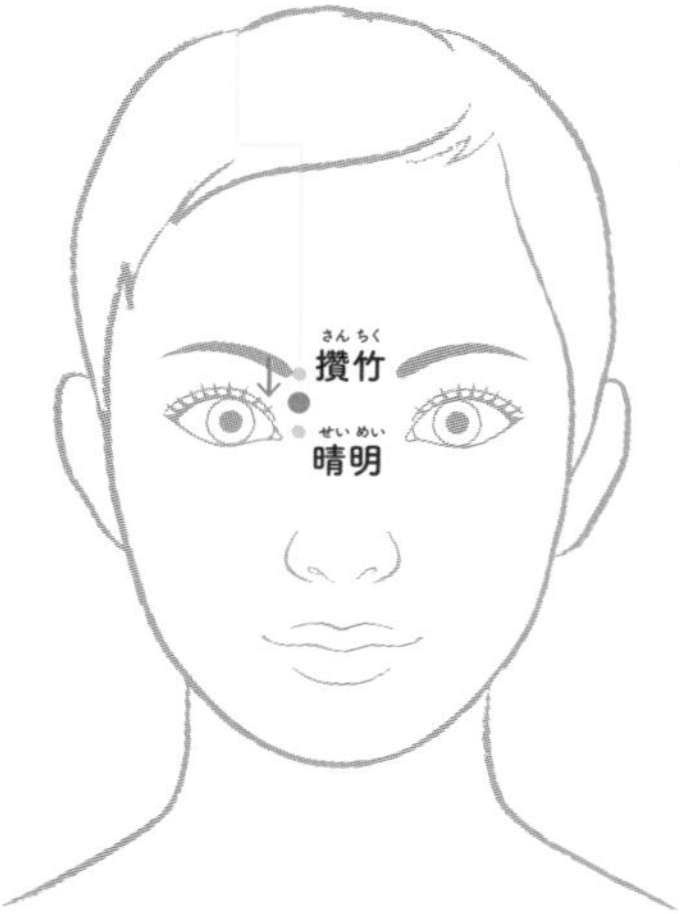

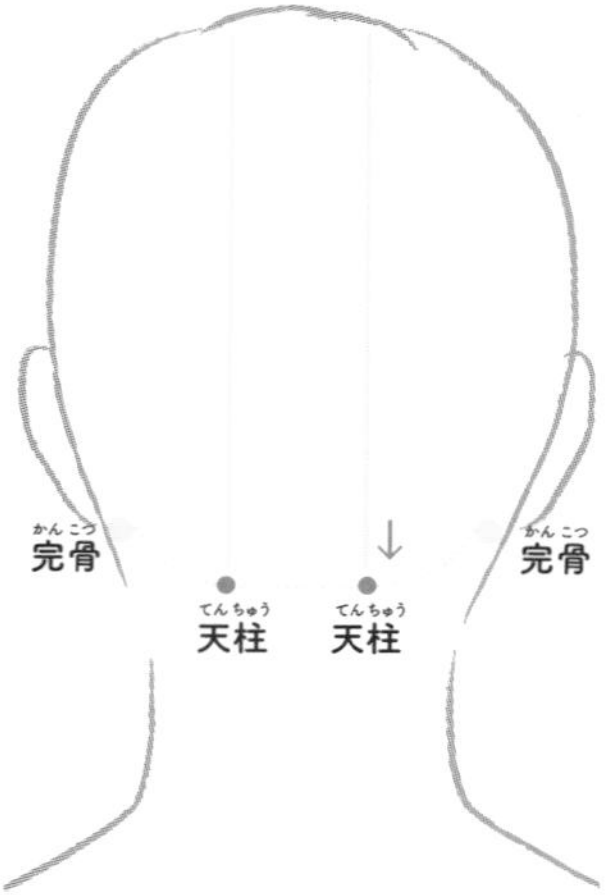

うしろから見たつぼの位置

手足の効果的なつぼ

※列欠（39P）も有効です。方法は20P参照。

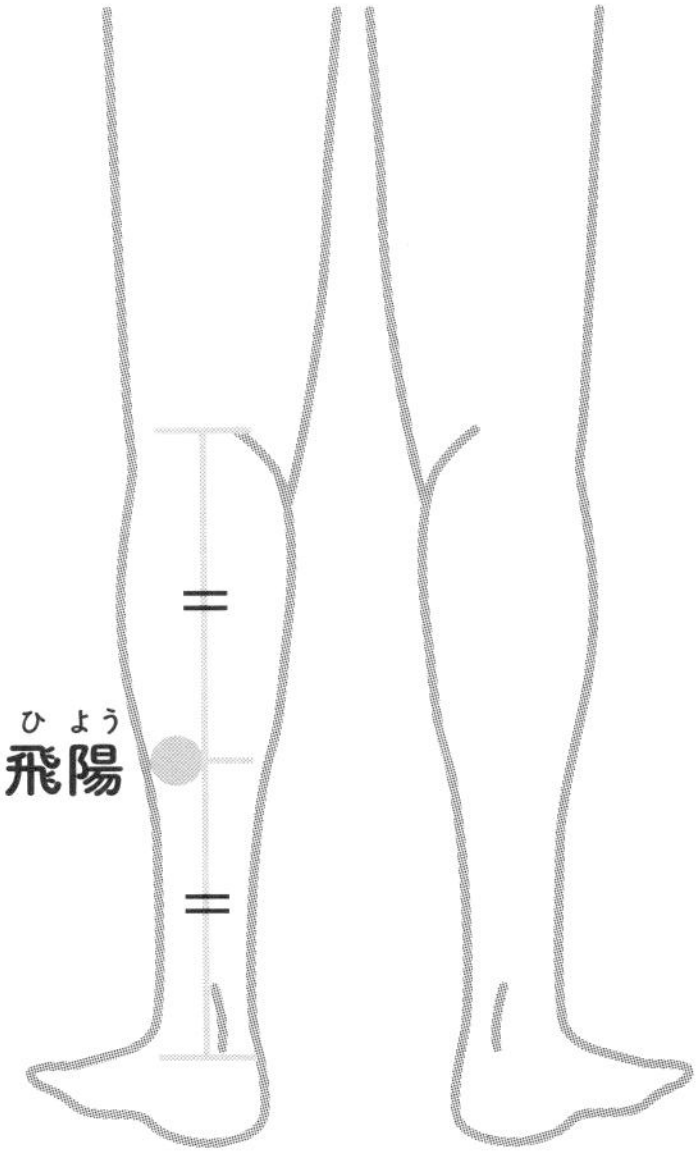

外くるぶしとアキレス腱の間、7寸の位置。ひざとくるぶしの中間よりも1寸下。

夕方熱っぽくなる
生殖能力の低下
元気が出ない
骨関節の痛み

この時間に**微熱**が出たり、身体に**不調**が出る人は、陰虚（腎がコントロールする「精の力」が弱っている）の可能性があります。日中の生活の状態があらわれる時間でもあるので、**生活全般を見直す必要**があるかもしれません。

17:00〜19:00

腎経の時間

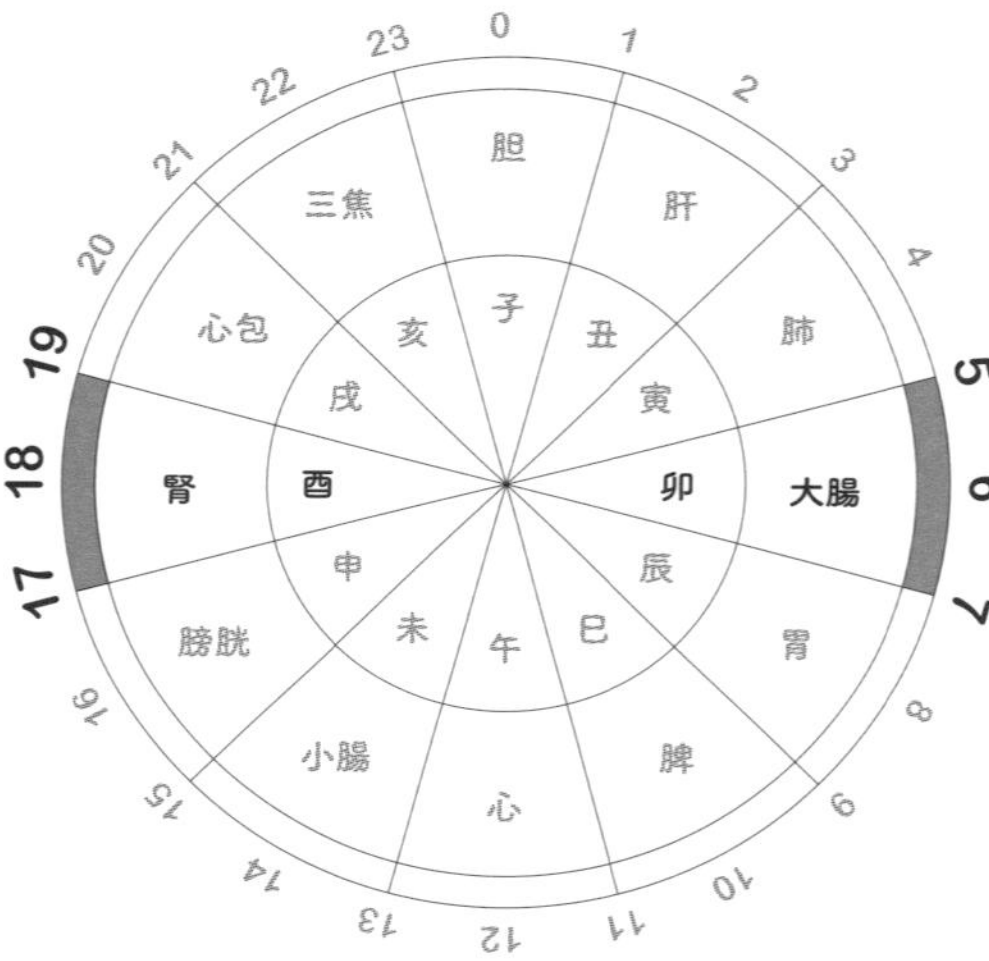

改善に効果的な時間

17〜19時　あるいは早朝5〜7時

効果的な経絡ストレッチ

腎経ストレッチ（↓大腸経ストレッチで代用）

腎経の働き

足の裏から背骨を貫き、脊髄や脳の状態を調節しています。骨や脳髄と関係が深い、文字通り身体の土台をつくる経絡と言えます。足の裏が刺激されることで精が養う髄や、脳が活性化していきます。夜には陰の部である下半身や内臓へと陽気を導き、陰を養う働きも兼ねています。

腎の働き

身体を維持し、元気の源である精を活動させます。肉体や精神の成長を司ります。腎自体は夜中に活発に働き、夜中に精を充実させたり身体の老廃物を出す準備をして身体をリセットしていきます。

この時間の特徴

陰へ陽気を導く腎経の働きが活発になる時間です。陰の時間としての夜の睡眠・休息を準備をする時間でもあります。活動を控えてクールダウンしていきましょう。日中仕事などで発散できない人は、この時間帯までに適度な運動をするのがよいでしょう。ちょっと発散できれば、陰の時間への働きへより向かいやすくなります。夜ごはんもこの時間帯に食べるとよいでしょう。また、背中が硬かったり、足腰が冷えていると腎経は充実しにくくなるので、疲れを取るためにお風呂に入り、冷えや疲れて固まった足腰を癒すのに適した時間です。

腎経ストレッチ 1

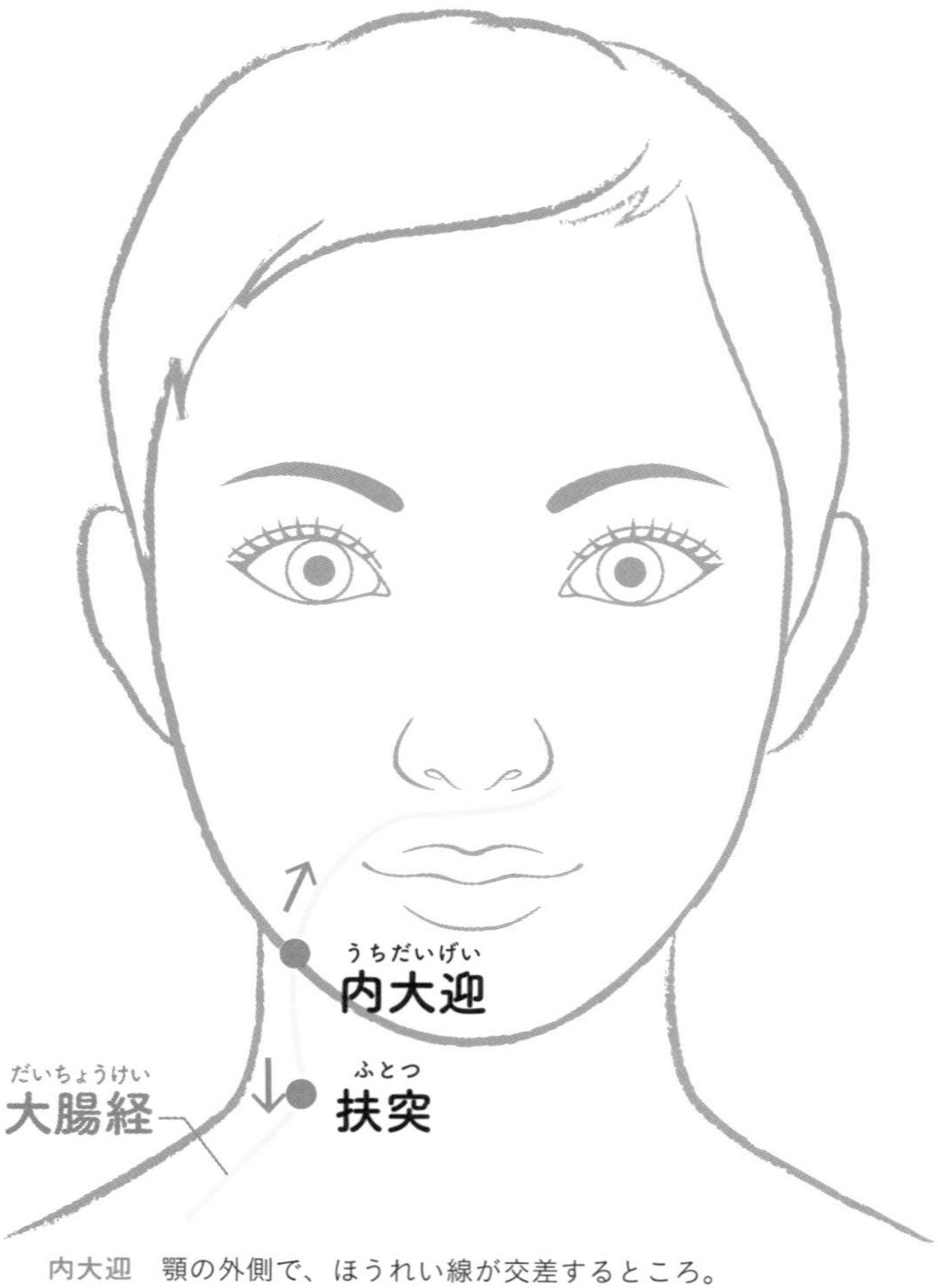

内大迎　顎の外側で、ほうれい線が交差するところ。
扶突　喉仏の外側、指4本分の位置。胸鎖乳突筋（首の側面につたう大きな筋肉。耳の下の乳様突起から鎖骨、胸骨までつながる）の筋中に位置。

喉仏の外側の胸鎖乳突筋の筋中と、顎下ラインとほうれい線とが重なる位置をそれぞれつまんで、顎下とのどの皮をのばすように軽く引っ張る。

耳・鼻・のど
歯・歯茎
呼吸器
肌・皮膚
眼
胃腸
泌尿器
婦人
循環器
骨・関節・筋肉
自律神経

腎経ストレッチ 2

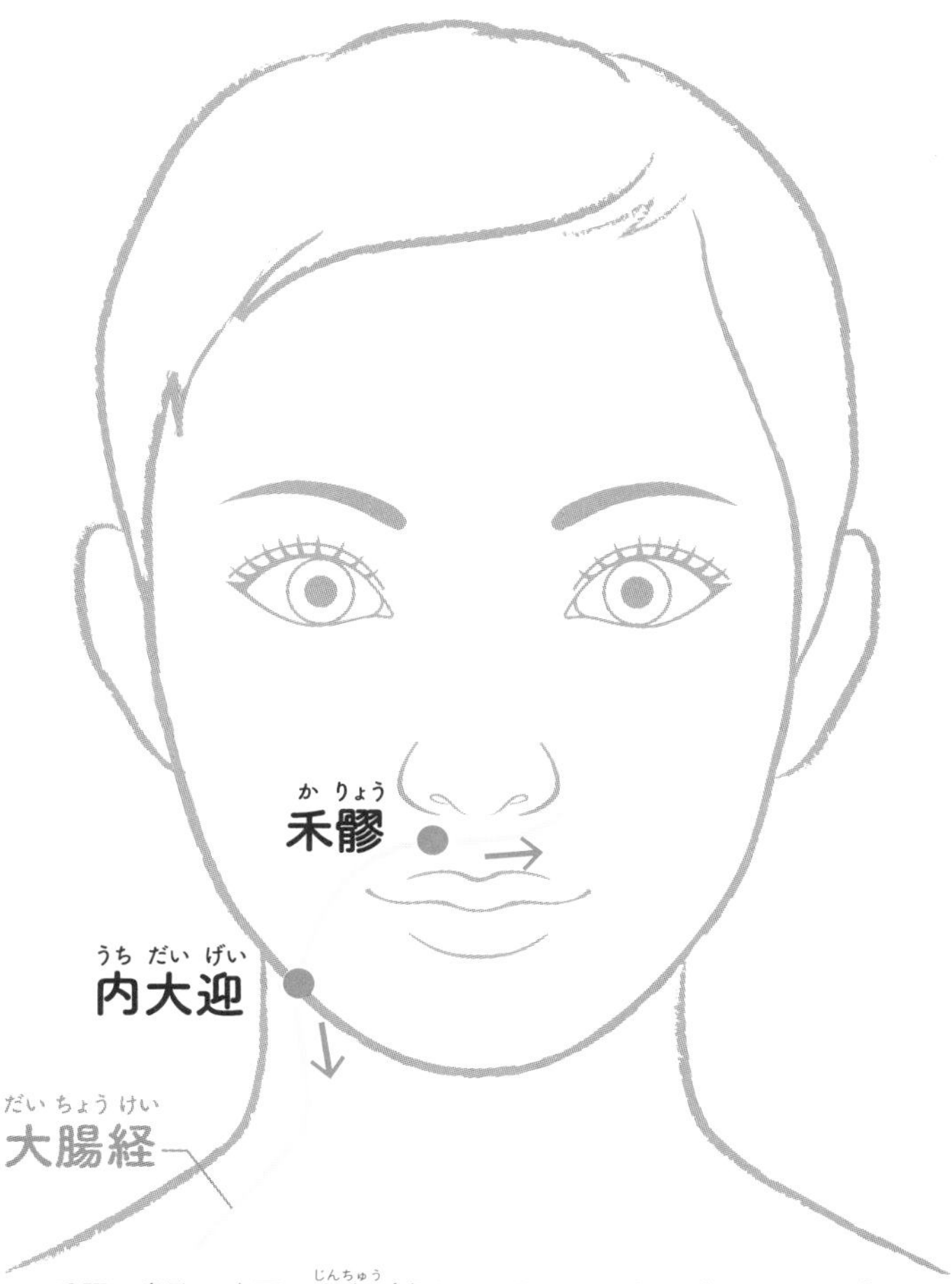

禾髎　鼻孔の直下。人中《じんちゅう》（鼻と口の間にある縦の溝にある経穴）の外側0.5寸の位置。
内大迎　顎の外側で、ほうれい線が交差するところ。

顎下ラインとほうれい線とが重なる位置をつまみながら、鼻孔の真下を指でおし、ほうれい線をのばすように軽く引っ張る。

腎経ストレッチ 3

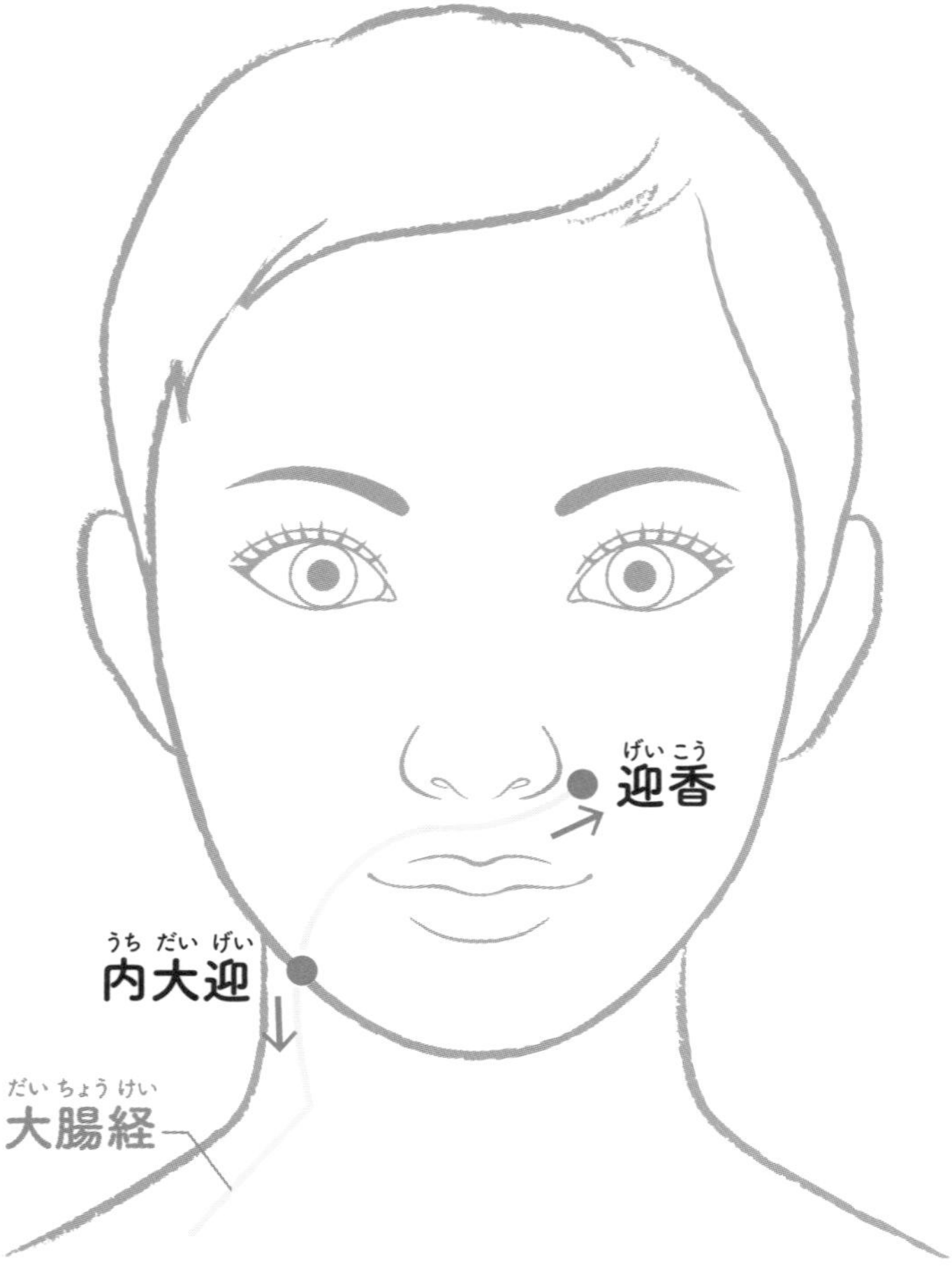

迎香　鼻翼の外側、鼻の付け根のほうれい線の始まるところ。
内大迎　顎の外側で、ほうれい線が交差するところ。

顎下ラインとほうれい線とが重なる位置をつまみながら、反対側の鼻翼の付け根を指でおし、皮膚が対角線にのびるように軽く引っ張る。

手足の効果的なつぼ

※遍歴（45P）も有効です。方法は20P参照。

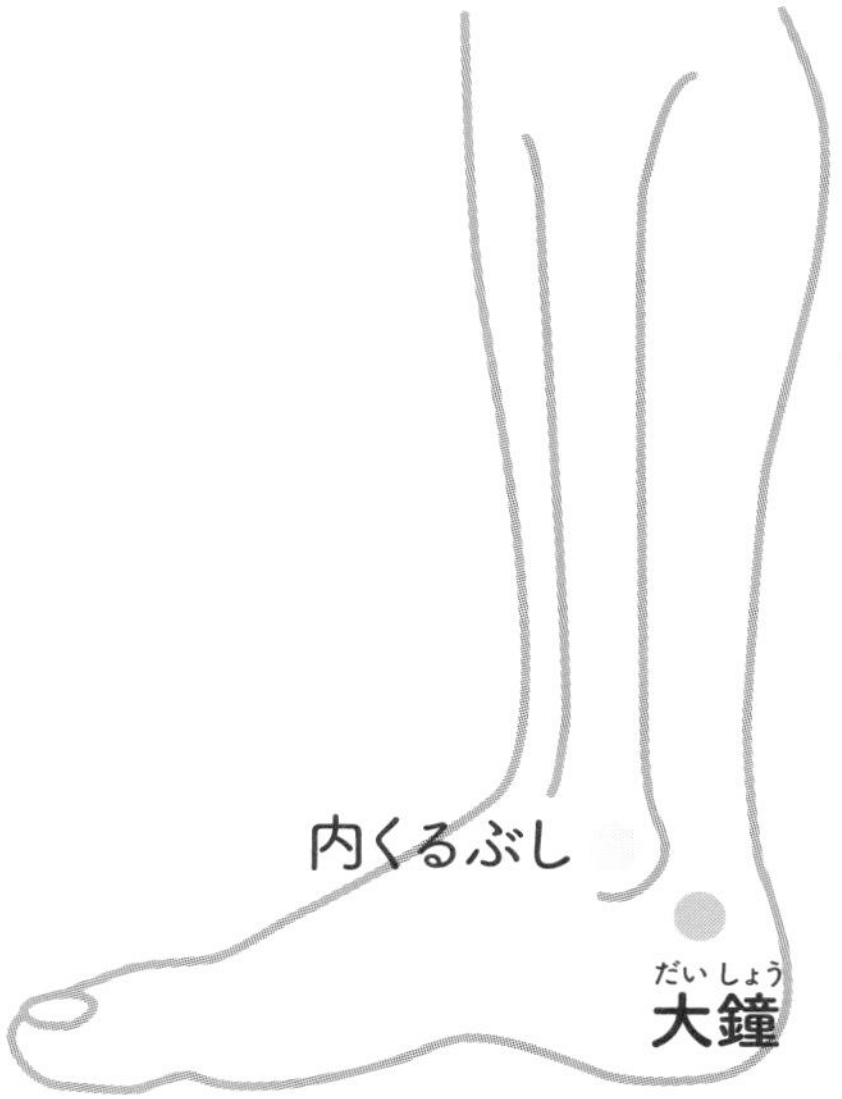

内くるぶしの後ろの下、アキレス腱がつく踵の骨の上。

胸の中心に圧迫感がある
落ち着かない

19：00〜21：00
心包経の時間

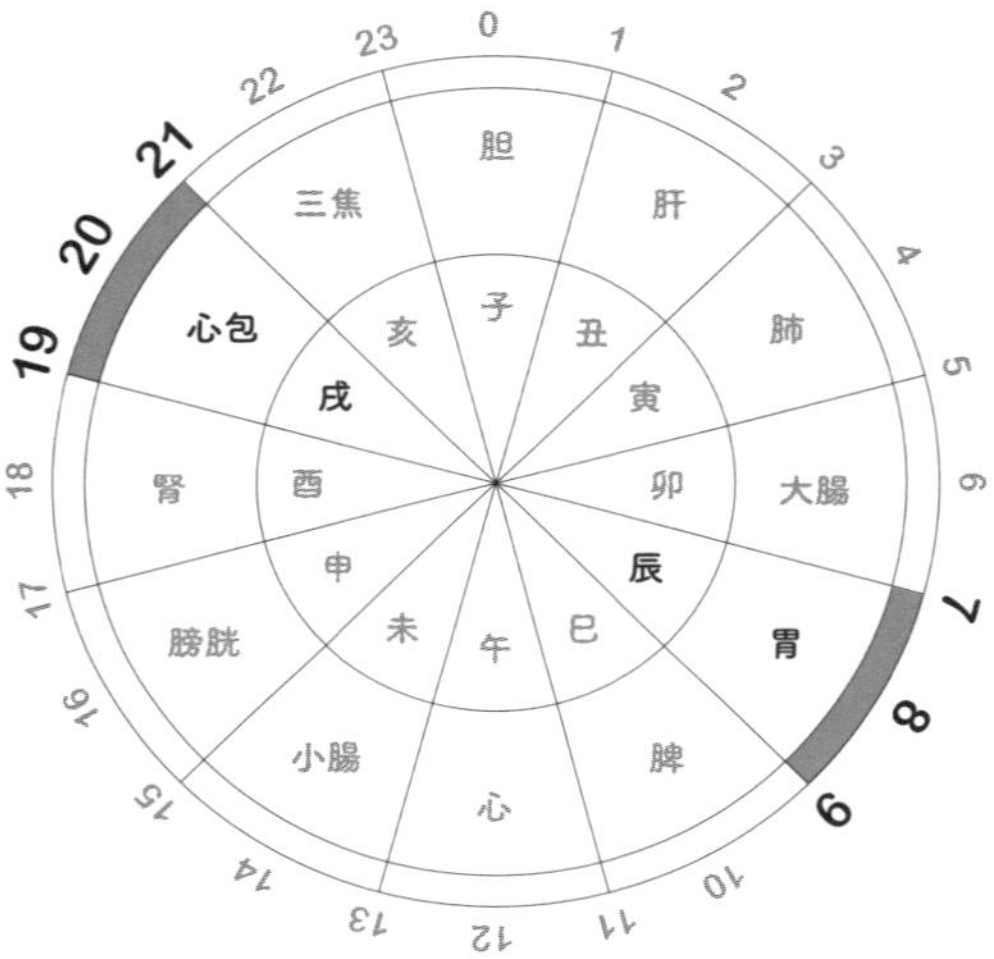

この時間帯に不調が出る人は、夜なのに活動の火がおこっている可能性があります。心包の働きを落ち着かせることで夜ごはんを美味しく食べて、消化を促すことができます。

改善に効果的な時間

19〜21時　あるいは朝7〜9時

効果的な経絡ストレッチ

心包経ストレッチ（→胃経ストレッチで代用）

心包経の働き

胸の中心から手の内側の中心をめぐる経絡です。心包経がめぐる前腕の部分が冷えていれば、全体が冷えている、熱があれば全体が熱を持っていると診断されます。

心包の働き

心包は膻中ともいい、心を包むようにして働く心火の機能の一部です。心の外衛として、他の五臓と直接連絡をとりながら、君主である心を保護しています。心包の役割は、火の働きでも相火といって腎の精を温め身体の機能を活発にさせる役割でもあります。

この時間の特徴

陰気が充実してくる時間です。頭や目、筋肉を使う「活動」を極力停止して、リラックスして相火の火を使って夜ごはんを食べたものを消化するエネルギーとして使います。

寝ている間に精が補充できないと、老化がはやく進んでしまうので要注意です。精を補充する為の準備をします。

心包経ストレッチ 1

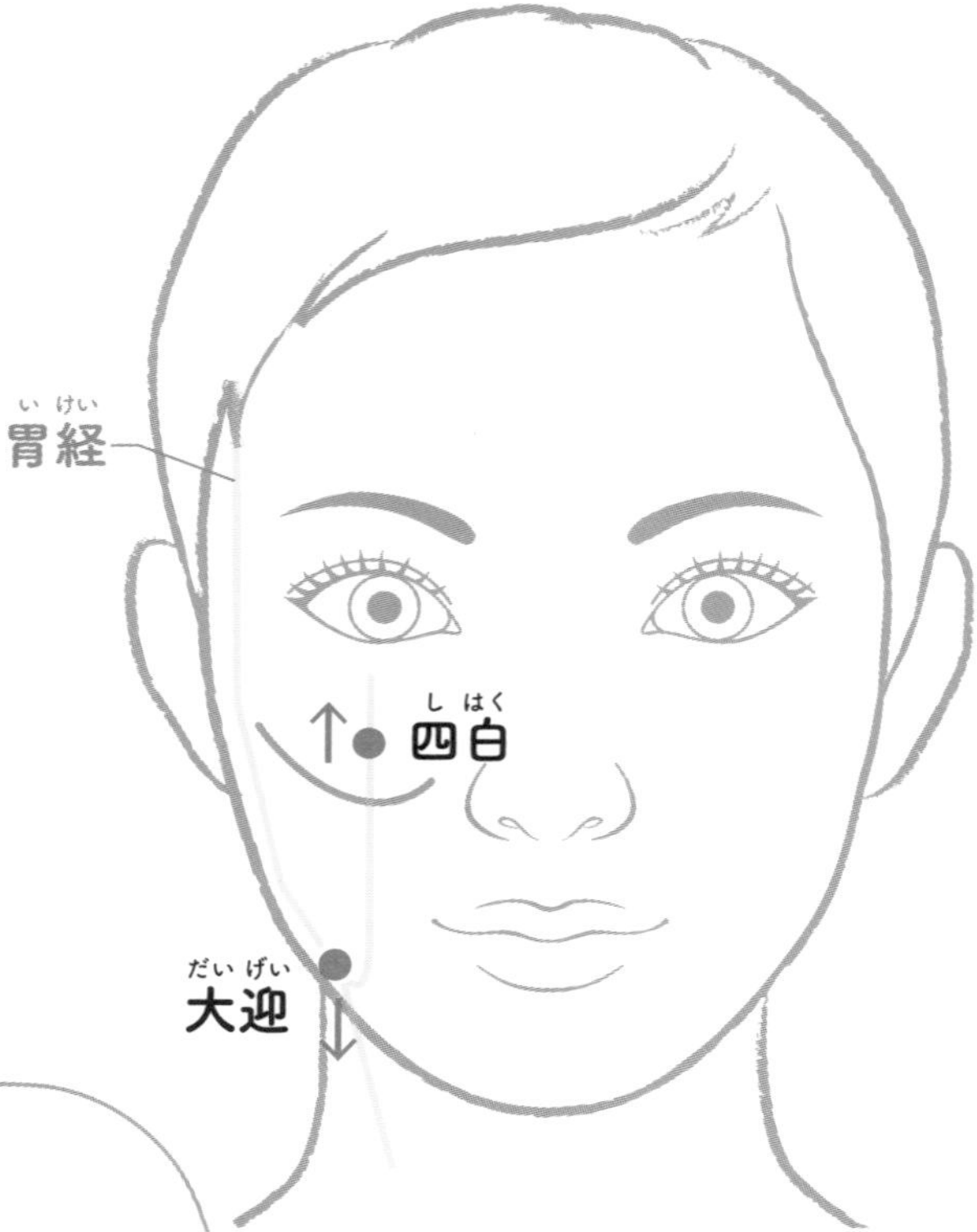

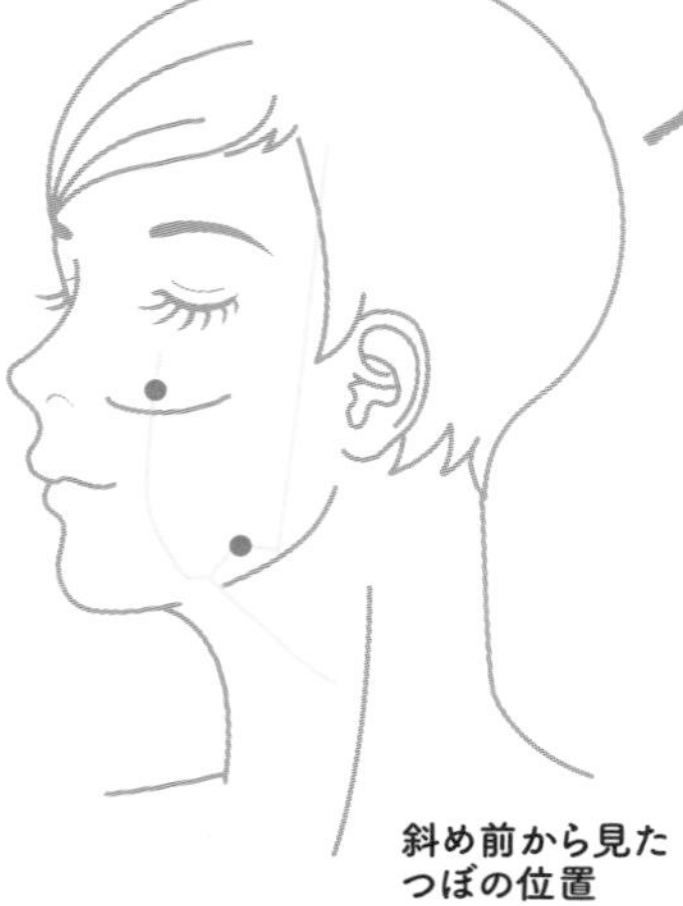

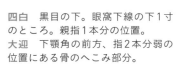

斜め前から見た
つぼの位置

四白　黒目の下。眼窩下線の下1寸のところ。親指1本分の位置。
大迎　下顎角の前方、指2本分弱の位置にある骨のへこみ部分。

眼窩の真下の骨のくぼんだ所を指でおしながら、エラから少し口寄りの骨のへこみをつまんで、ほおの皮がのびるように軽く引っ張る。

心包経ストレッチ 2

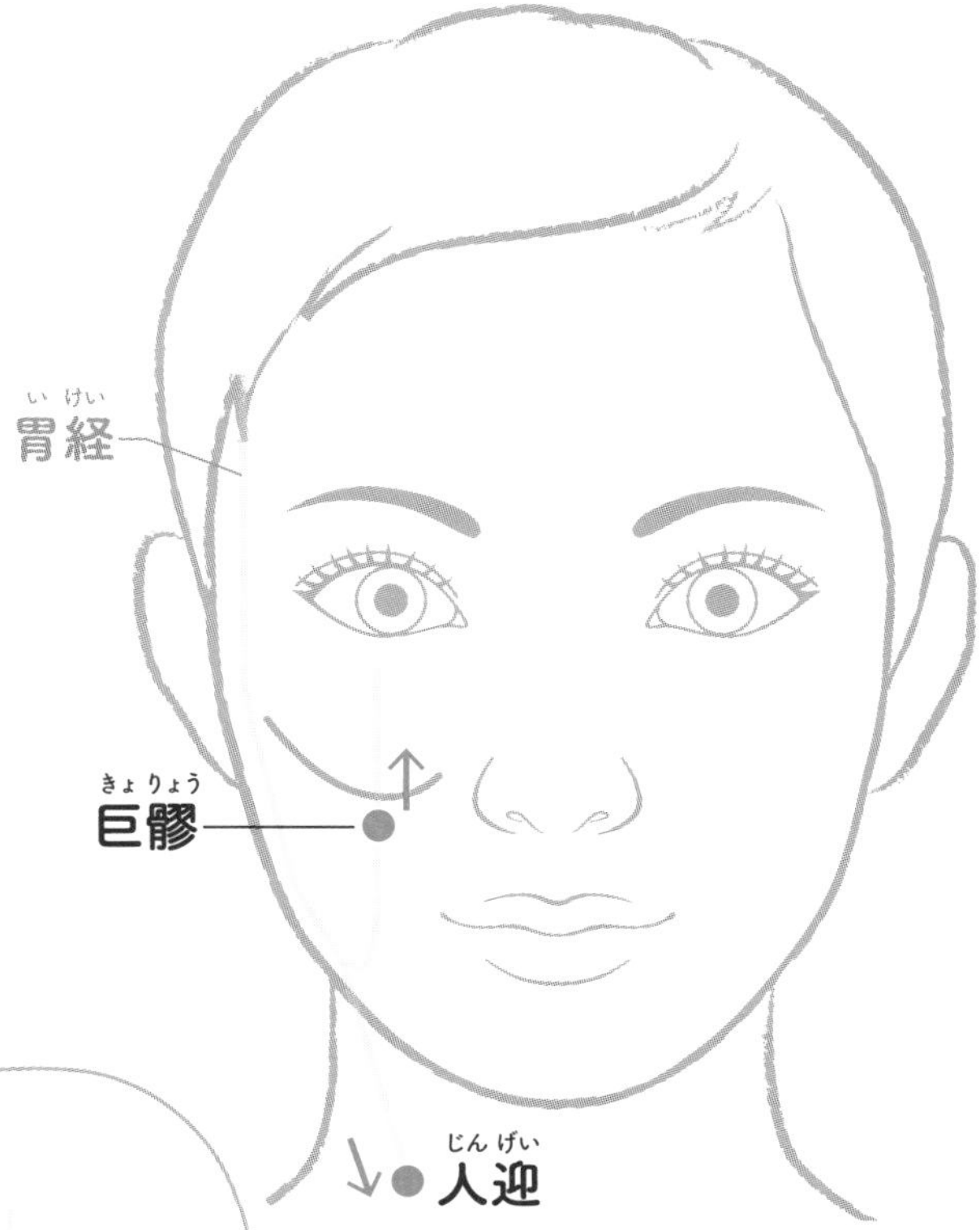

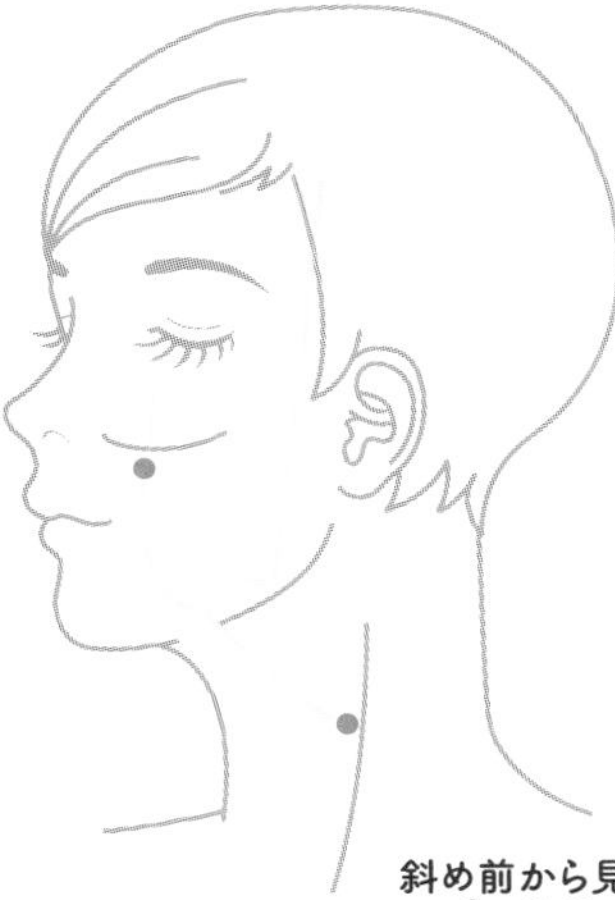

斜め前から見た
つぼの位置

巨髎　黒目の真下、ほお骨の下の肉の下線部分。
人迎　喉仏から少しずつ外側に指を動かし、脈を感じるところ。皮のたるみの奥にある。

目の下のほお骨の下縁を指でおしながら、喉仏の指2本外側をつまみ、ほおからのどの皮膚がのびるイメージで軽く引っ張る。

心包経ストレッチ 3

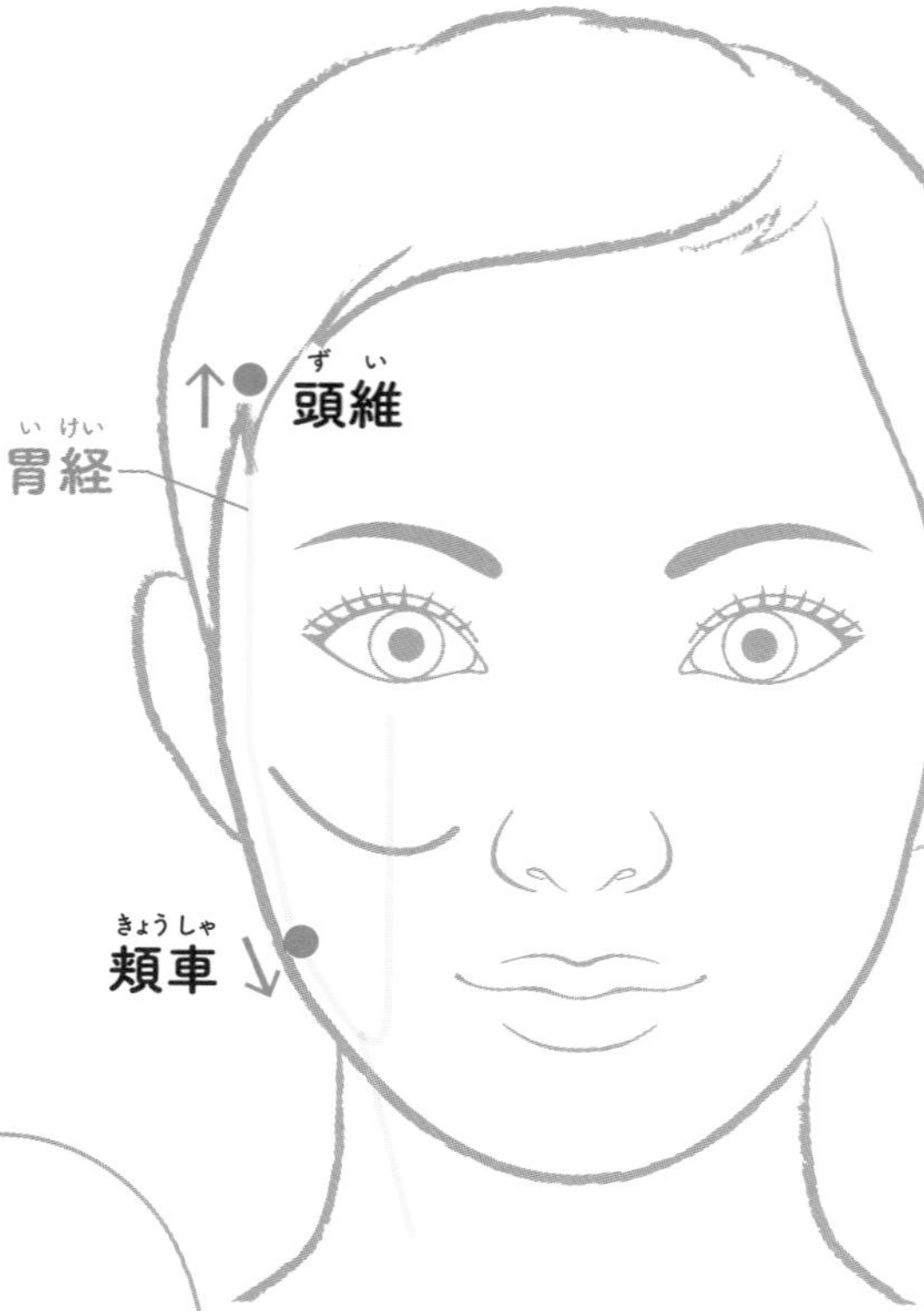

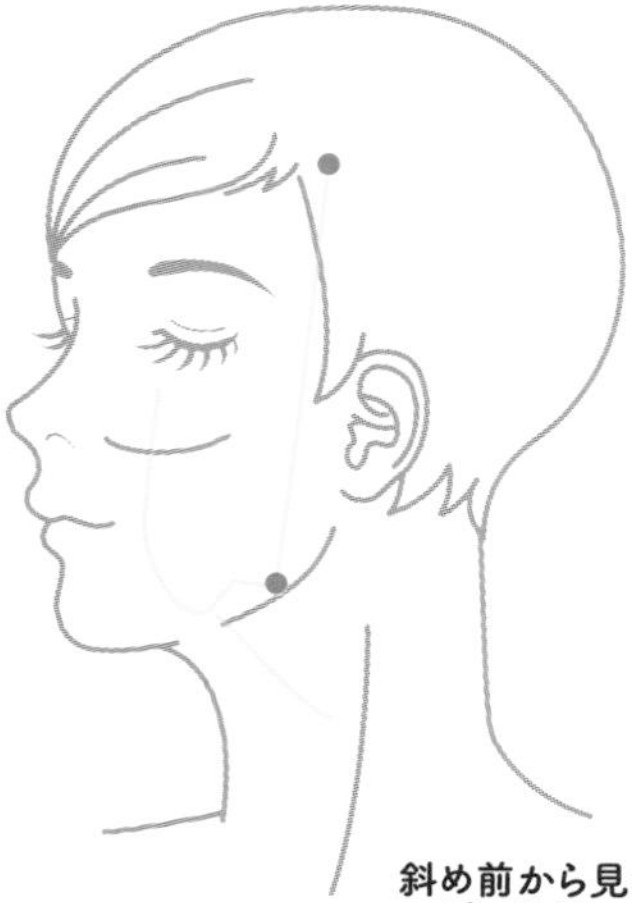

斜め前から見たつぼの位置

頭錐　ひたいの角、髪の生え際から少し入ったところ。
頬車　下顎角上の、噛むと筋肉が盛り上がるところ。

エラの内側、歯を噛むと筋肉が盛り上がるところを軽くつまみながら、ひたいの角の髪の生え際に入ったところを指でおして、顎からこめかみの皮膚がのびるように軽く引っ張る。

手足の効果的なつぼ

※豊隆（51P）も有効です。方法は20P参照。

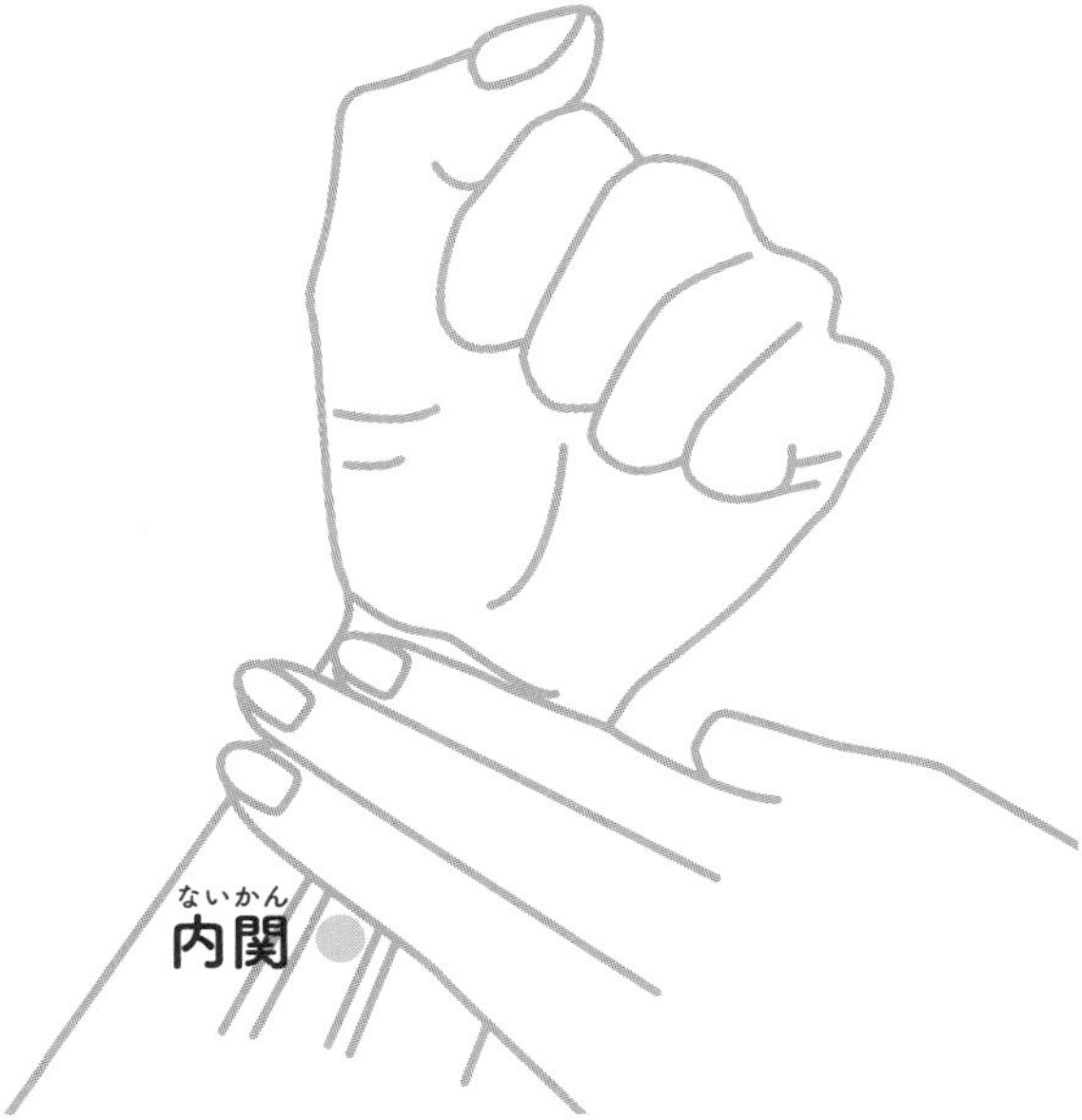

前腕部の手のひら側、手首の線から指3本上の筋と筋の間。

耳鳴り

耳が聞こえにくい

手の薬指からひじに向かう外側が張る

首がこる

筋肉の緊張がおこる

この時間帯の不調は三焦の働きが悪く熱を下へ降ろせていないと考えます。身体のバランスをとるために、21〜23時は寝ることが最も必要です。

改善に効果的な時間

21〜23時　あるいは午前9〜11時

効果的な経絡ストレッチ

三焦経ストレッチ

21:00〜23:00

三焦経の時間

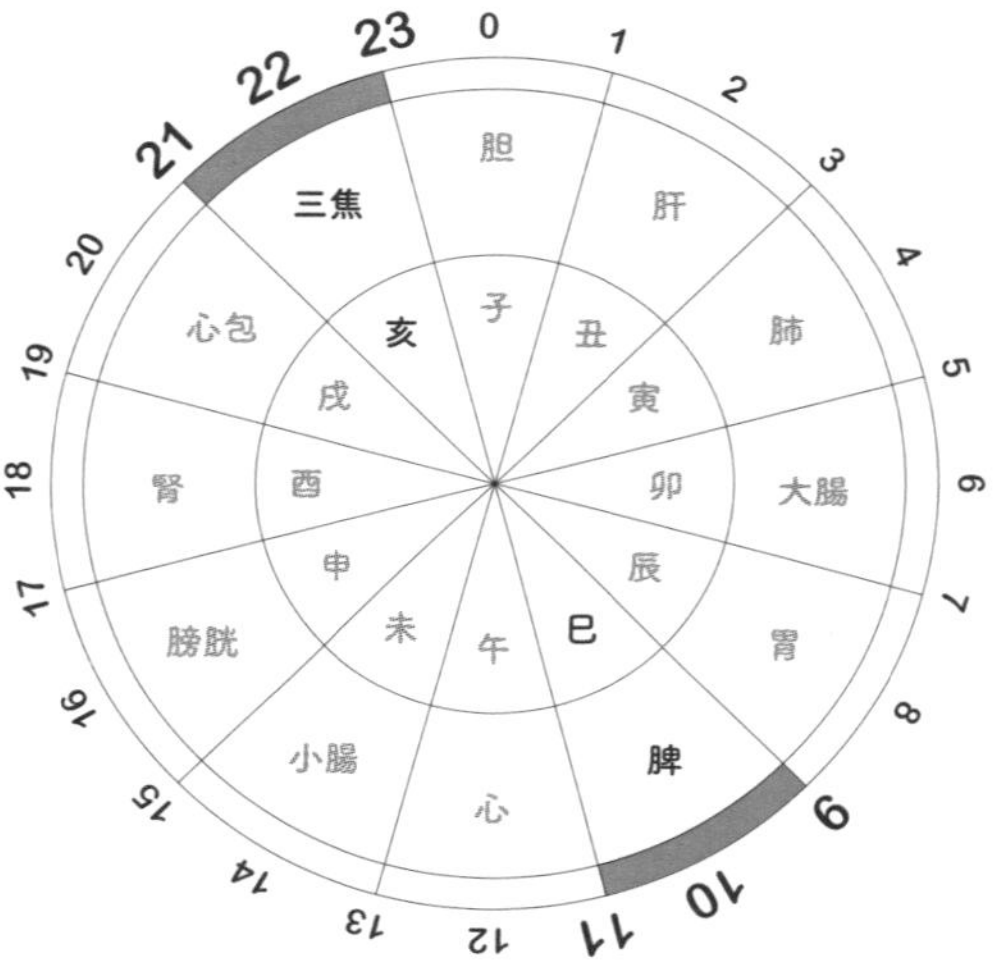

三焦経の働き

三焦経は手の外側の中心をめぐり相火の循環経路とされています。上半身・背部の熱を内臓へと循環させ、また、身体内の上・中・下部の内臓に熱を循環させていくことで内臓を正常に働かせています。三焦経が滞ると、熱とともに水の流れにも支障が出、むくみにつながることもあります。

三焦の働き

三焦とは五臓を働かせる為の3つの温める機能という意味で、「上焦（肺・心）・中焦（脾）・下焦（肝・腎）」の上中下に心包相火の熱を届けて機能させる役割とされています。この働きによって肺・心は経絡の気血を循環させ、脾は胃腸の働きを活発にさせ、肝腎の生殖・排泄機能が順調になると考えられています。また三焦は水路とも考えられており、三焦の水が循環することで胃腸や生殖・排泄機能も維持されています。

この時間の特徴

三焦という働きが心包相火の熱を使って身体の上半身・腹部・下半身の上中下を温め養い、全体のバランスを調節する時間です。三焦自体は水の通り道とも言われ、相火の熱によって三焦の水が温まることで、体液循環が活発になる時間とも言えます。体液を通して老廃物や免疫細胞やホルモンなどが循環し、全体の調節をする時間と言えるでしょう。この熱を、スマホやテレビを遅くまで見たりして目や頭などの興奮に使ってしまうと、熱は上の方に集まってしまい、腹部や下半身は冷えて陰が養われなくなると考えます。身体のバランスをとるために、21〜23時は寝ることが大切です。

三焦経ストレッチ 1

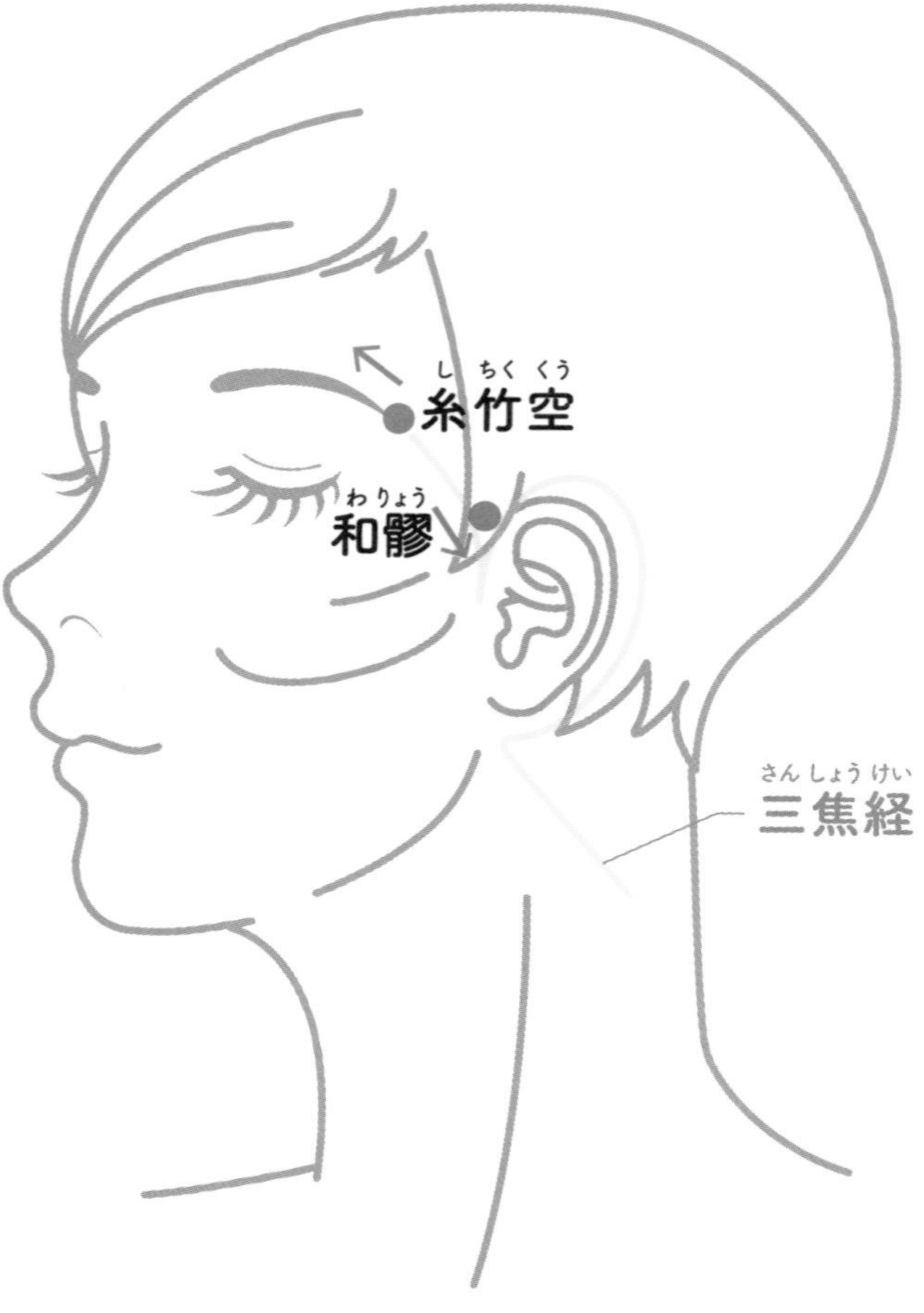

糸竹空　眉尻の外、へこんだところ。
和髎　側頭部のほお骨ラインの上、もみあげ付近。

眉頭外側のへこんだところと、もみ上げの指がひっかかるところを指でおして、その間の皮膚を離すように軽く引っ張る。

三焦経ストレッチ 2

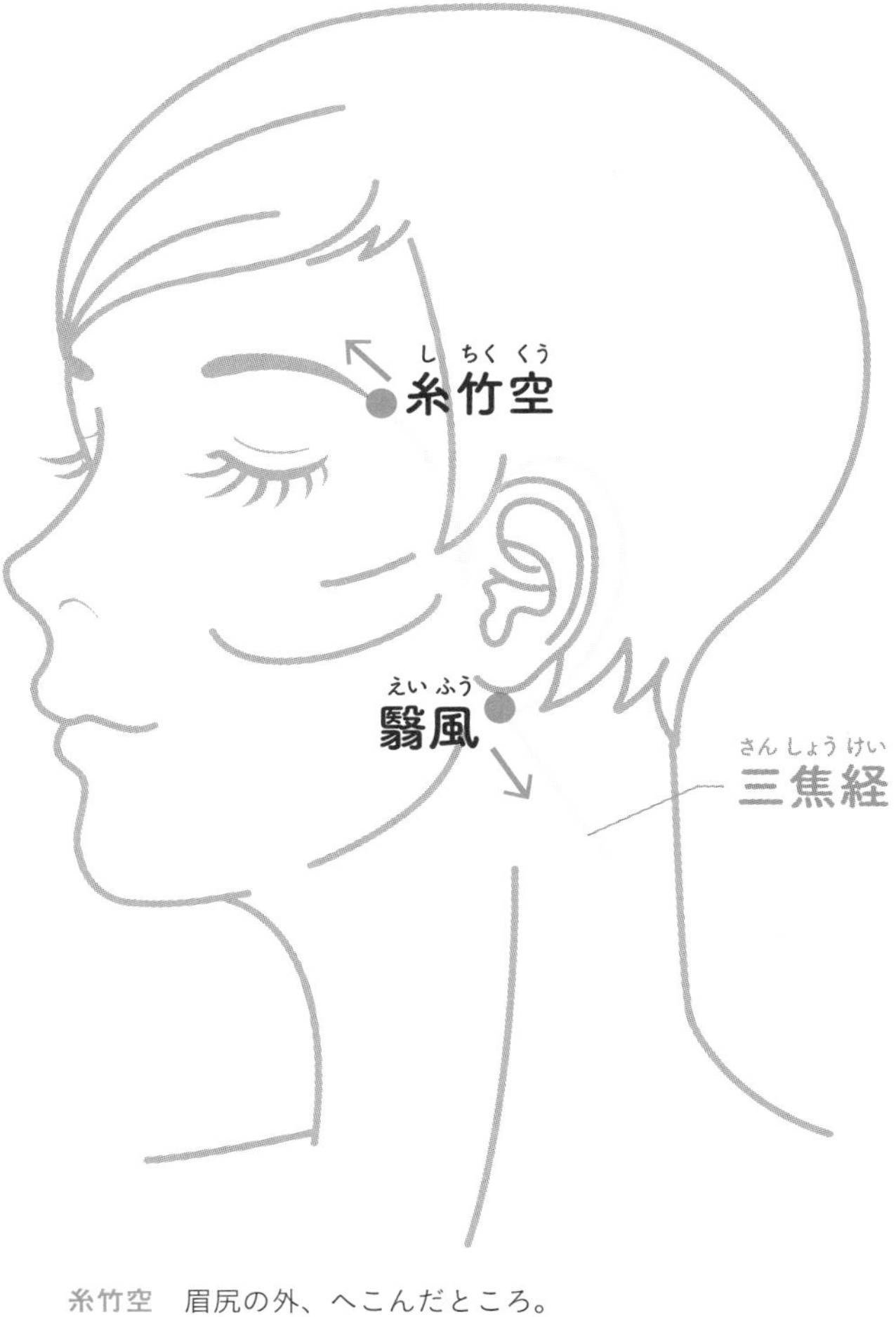

糸竹空　眉尻の外、へこんだところ。
翳風　耳たぶと乳様突起（耳の後ろの出っ張っている骨）の間のへこんだところ。

眉頭外側のへこんだところと、耳たぶ後下の付け根の部分とをおしながら、その間の耳と皮膚をのばすように軽く引っ張る。

手足の効果的なつぼ

※公孫（56P）も有効です。方法は20P参照。

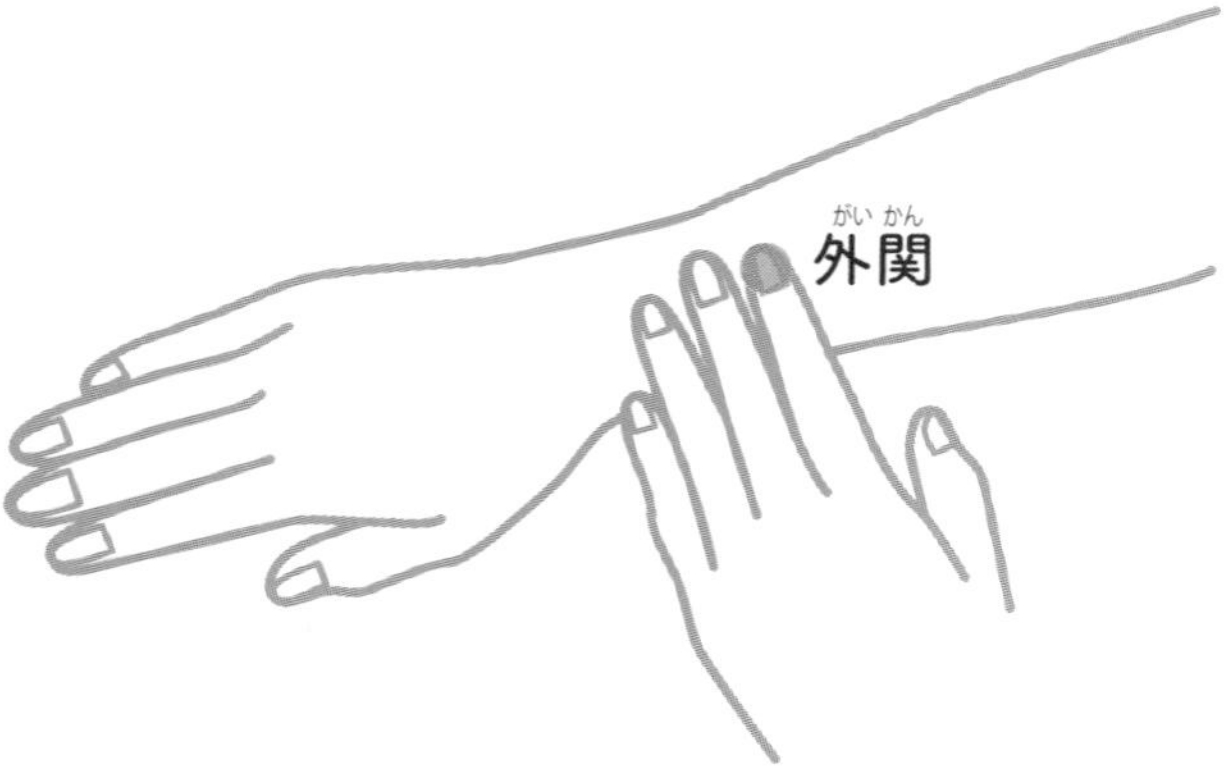

手の甲側の手首、中央から
指3本分ひじ側の位置。

Column
三焦のこと

1 三焦と眉毛

三焦経は身体を活動的にさせる経絡で、眉尻にある糸竹空というつぼに流れてきます。ねぶた祭りの山車に描かれている絵は皆、眉毛が濃く眉尻がキリッとしていて精力旺盛な様子がうかがえます。一方、歳をとってくると精力は衰えてくるため、眉尻が下がり優しい顔になります。眉毛は三焦のエネルギーの熱気・精力と関係しているのです。

2 三焦の時間（21－23時）と栄養代謝

夜ごはんのあと、ゆったり過ごすと三焦の働きを促せます。三焦経は耳の周りをめぐるので、テレビの音を小さくするなど耳への刺激を減らし静かな時間を持つと、より三焦の働きが促されます。食べている割に力が出ないと感じる人は、三焦経を意識してみてください。

3 三焦経と脾経

三焦経は子午流注では脾経と対応関係にあります。私の治療院で三焦経の顔つぼストレッチを施している時に「足の親指の内側がムズムズしてきた」とか「太ももの内側が温かくなってきた」「お腹が緩んで温かい感じがする」という感想を聞くことがありました。足の親指から下腿の内側、太腿の内側を上ってお腹に入り胃腸の働きを調節するのが脾経の流れです。手から顔に流れる三焦経と、足の脾経が連動していることがよくわかる感想です。

症状別索引

鈴木康玄（Yasuharu Suzuki）

鍼灸師、康鍼治療院院長。

1973年 東京都生まれ。青山学院大学卒業後、レコード会社勤務、アパレル勤務などを経て鍼灸師の資格を取る。小学校の頃より気管支喘息の治療をしてもらっていた日本伝統の鍼灸脈診の治療家・長谷川保氏に師事。2004年に渋谷に「康鍼治療院」を開院して16年。治療をしながら、日々の生活の仕方、生き方や精神・感情から身体や病気がどのようにつくられていくかを探求し、「康塾」という元気に生きる為の講座や、日常で使える東洋医学セルフケアのワークショップを開催し、全国各地・海外で活動する。著書に『不調にすぐ効く顔つぼストレッチ』（産業編集センター刊）がある。

康鍼治療院　www.yasuhari.com

東洋医学式
体内時刻を制すれば
痛みが消える！不調がなくなる！

2020 年 6 月 29 日　第一刷発行

著者　鈴木康玄

イラスト　渡邉 由、山本祥子（産業編集センター）
デザイン　岡 睦、更科絵美（mocha design）
編集　福永恵子（産業編集センター）

発行　株式会社産業編集センター
〒 112-0011 東京都文京区千石 4-39-17
印刷・製本　株式会社シナノパブリッシングプレス

ISBN978-4-86311-267-4 C0077